Te $\frac{36}{65}$

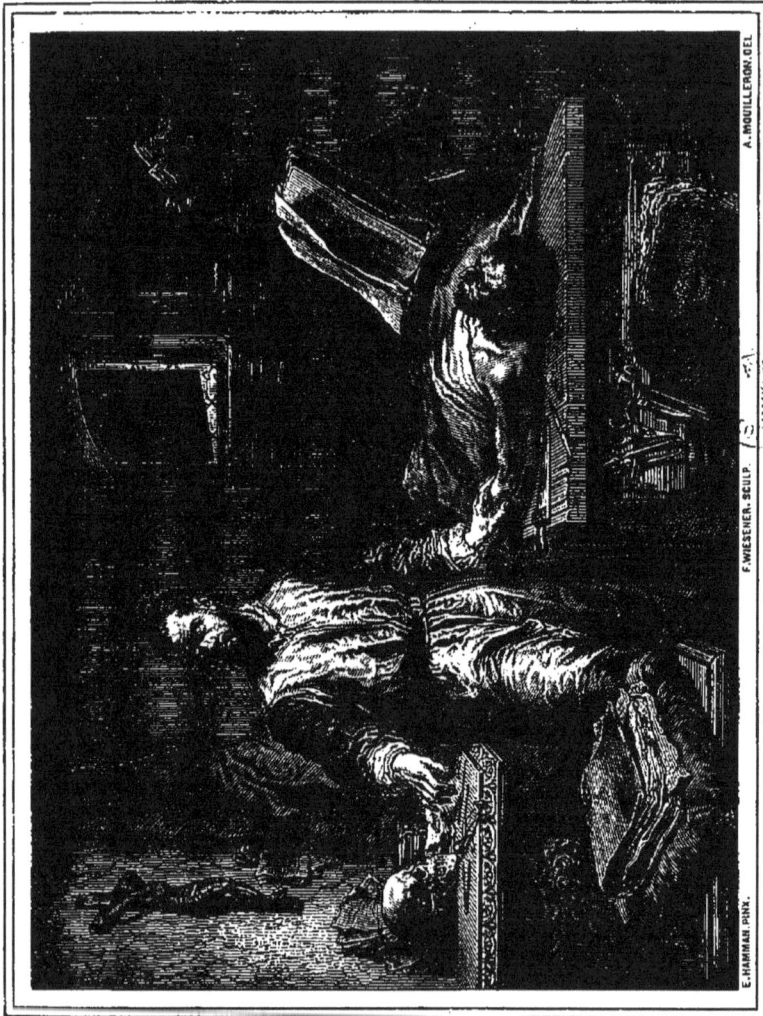

ANDRÉ VÉSALE

E.HAMMAN PINX.

F.WIESENER. SCULP.

A.MOUILLERON.DEL.

Édit. Méquignon-Marvis

Imp. Wiesener et Cie

PI. I.

Fig. 3.   Fig. 1.   Fig. 2.

Fig. 5.

Fig. 4.

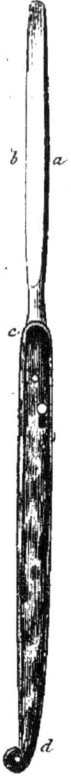 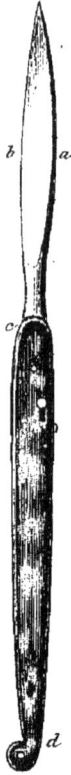 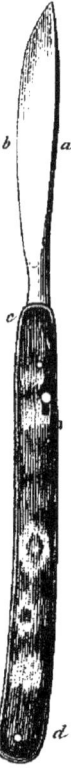 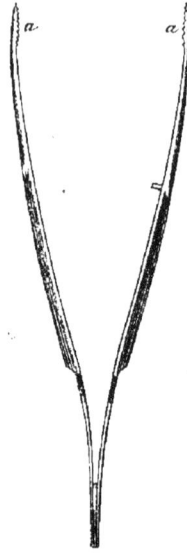 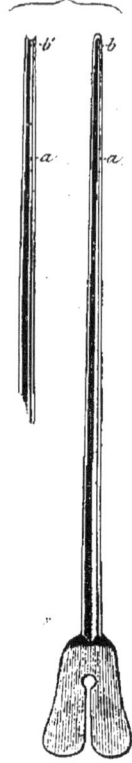

Fig. 6.

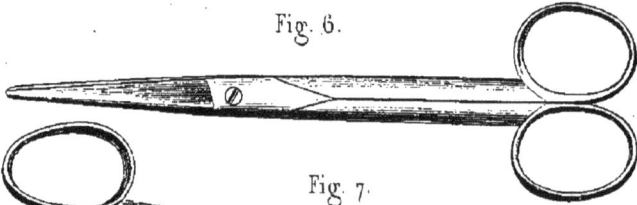

Fig. 7.

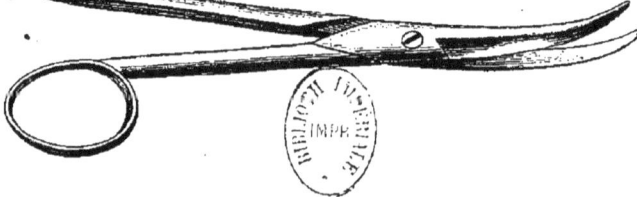

MODÈLES CHARRIÈRE.

Pl. II.

Fig. 1.

Fig. 2.

Fig. 3.

Fig. 4.

Fig. 5.

Fig. 6.

Fig. 7.

Fig. 8.

Fig. 9.

Fig. 10.

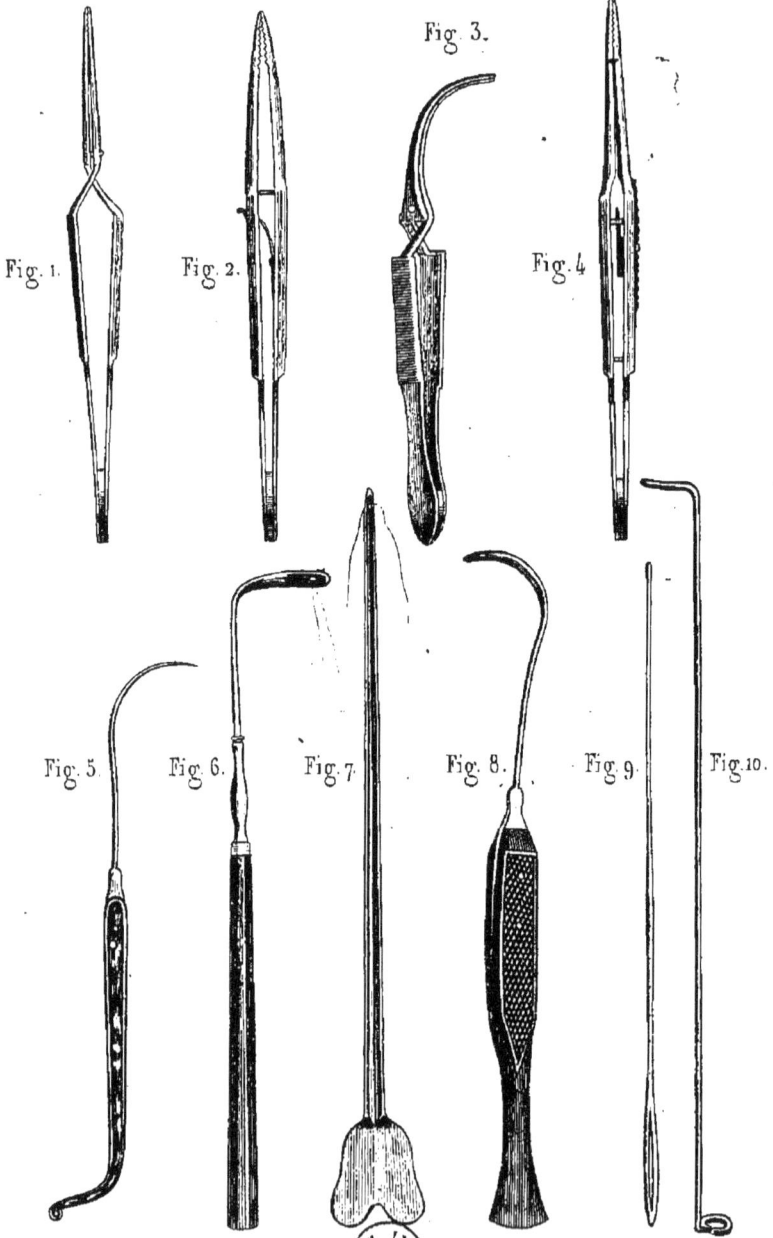

MODÈLES CHARRIÈRE.

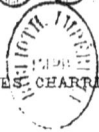

Pl. IV.

Pl. III.

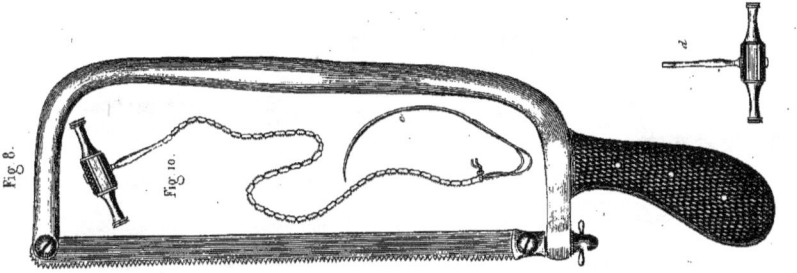

Fig. 8.

Fig. 10.

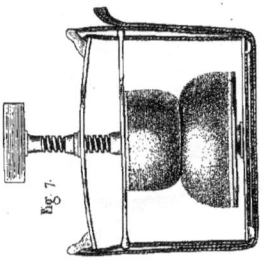

Fig. 7.

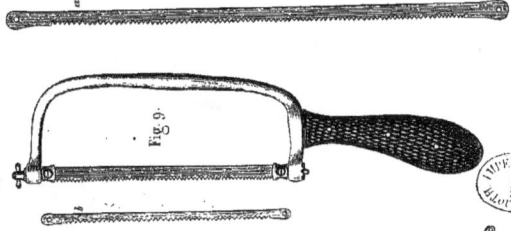

Fig. 9.

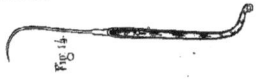

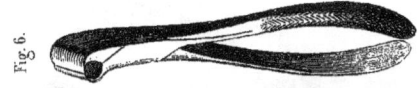

Fig. 6.

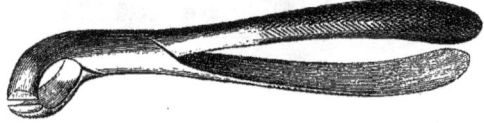

Fig. 5.

Fig. 14.

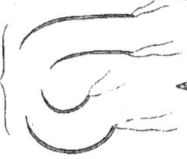

Fig. 13.

Fig. 12.

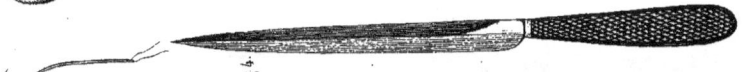

Fig. 4.

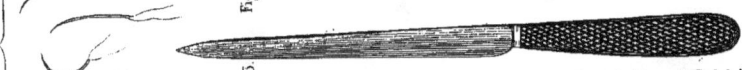

Fig. 3.

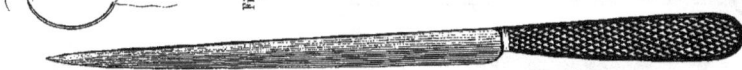

Fig. 2.

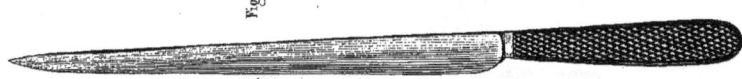

Fig. 1.

Fig. 11.

MODÈLES CHARRIÈRE.

Pl. VI.

Fig. 14.

Fig. 15.

Fig. 12. Fig. 11.

Fig. 16.

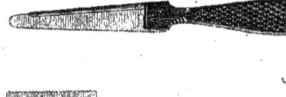

Fig. 17.

Fig. 13.

Fig. 10.

Fig. 8.

Fig. 9.

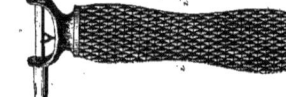

Fig. 7.

Fig. 6.

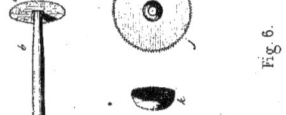

Fig. 5.

Fig. 4.

Fig. 3.

Pl. V.

Fig. 2.

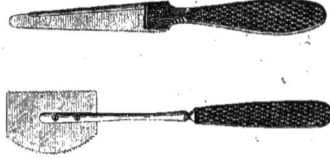
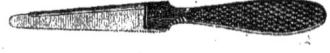
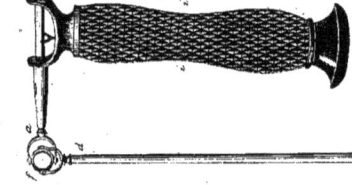

Fig. 1.

Fig. E bis.

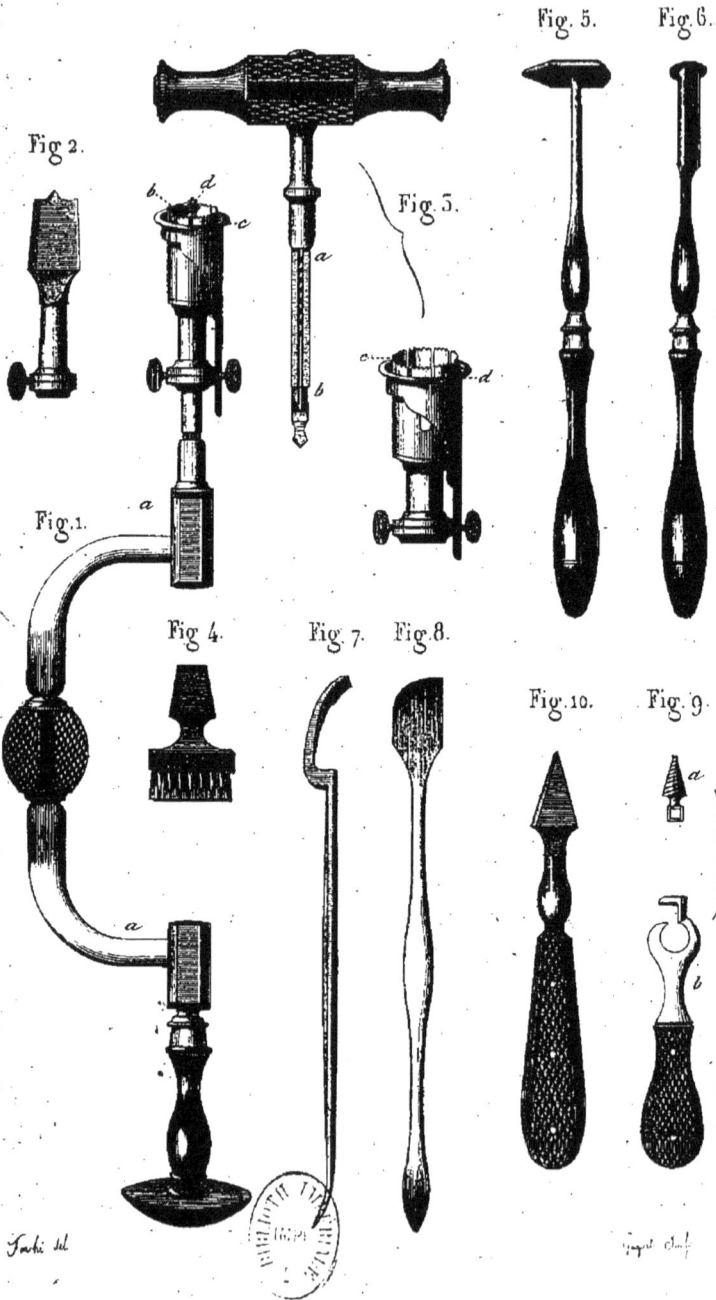

Fig. 5.   Fig. 6.

Fig 2.

Fig. 5.

Fig. 1.

Fig 4.   Fig. 7.   Fig. 8.

Fig. 10.   Fig. 9.

MODÈLES CHARRIÈRE.

Pl. IX

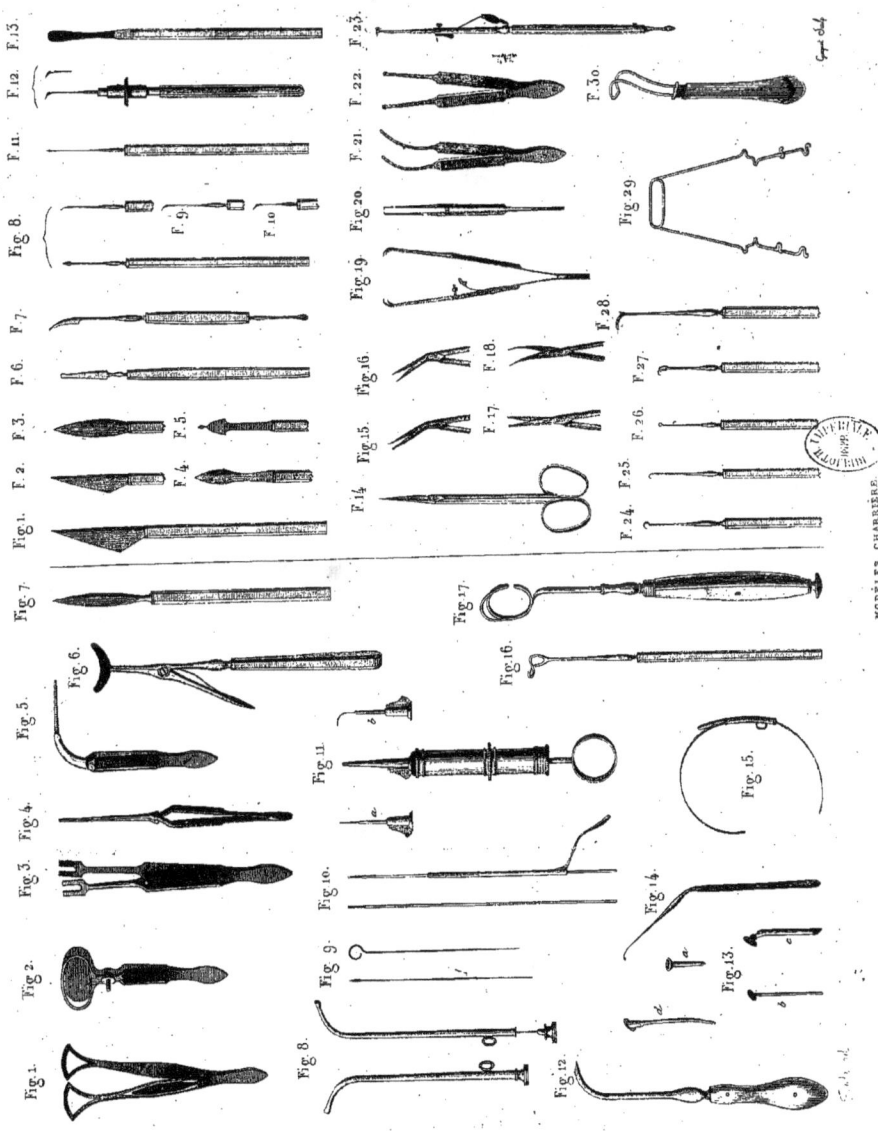

Pl. VIII

Pl. X.

Fig. 1. Fig. 2. Fig. 3. Fig. 4. Fig. 5.

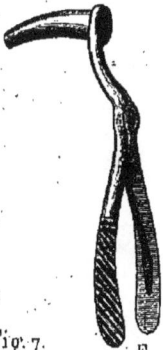
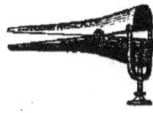

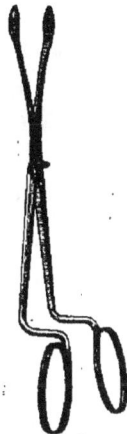
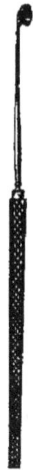

Fig. 6.

Fig. 7. F. 8. F. 9. F. 10. F. 11. F. 12. F. 13. F. 14.

F. 15.

F. 16.

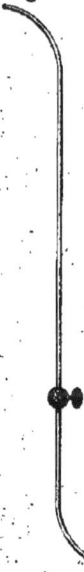
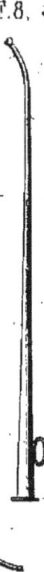

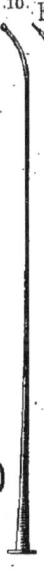

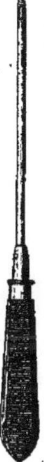
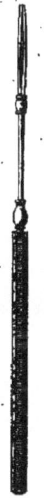
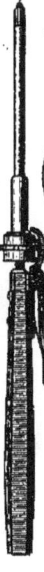
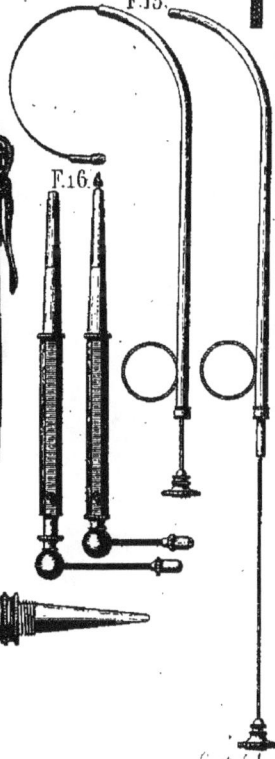
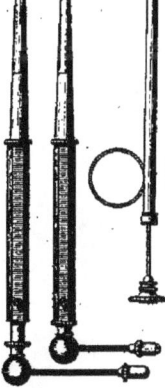

F. 11. bis

Fig. 17.

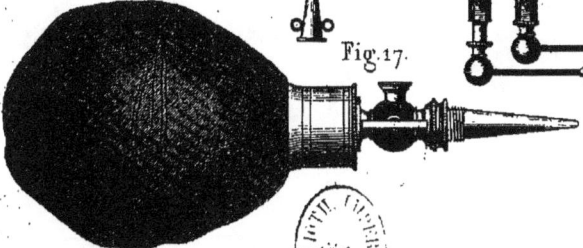
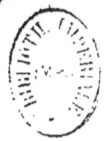

Jouclu del.

Guyard Sculp.

MODÈLES CHARRIÈRE.

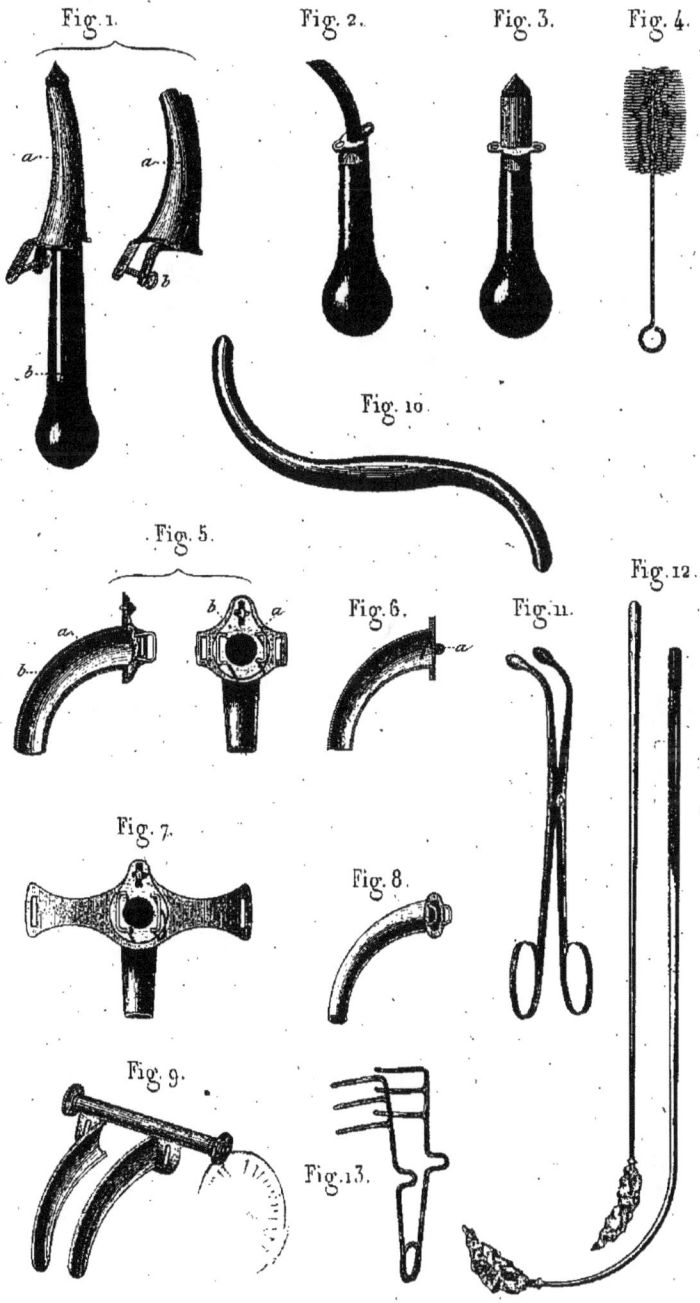

Pl. XI.

Fig. 1. Fig. 2. Fig. 3. Fig. 4.

Fig. 10.

Fig. 5. Fig. 6. Fig. 11. Fig. 12.

Fig. 7. Fig. 8.

Fig. 9. Fig. 13.

MODÈLES CHARRIÈRE.

Pl. XII.

Fig. 1. Fig. 2. Fig. 3. Fig. 4.

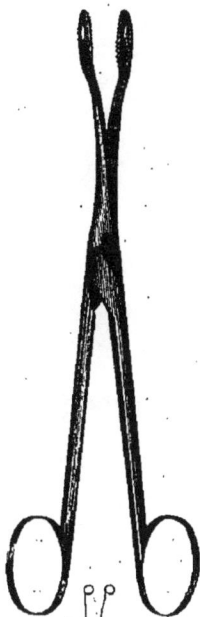 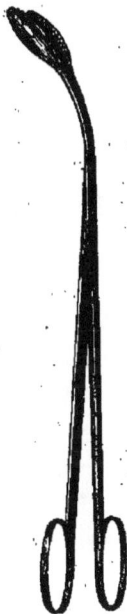 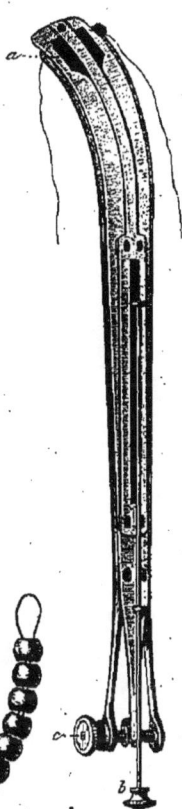 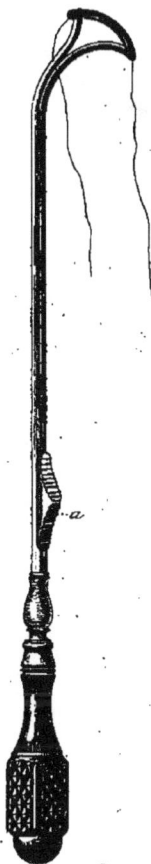

Fig. 3 bis

 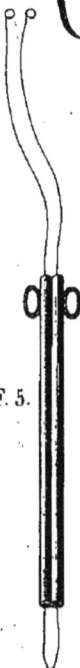 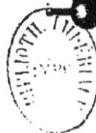 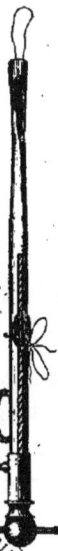 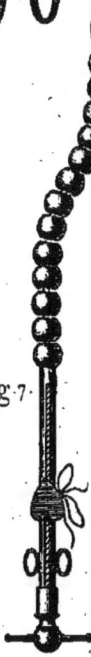 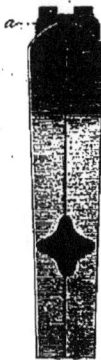 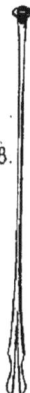

F. 5.   F. 6.   Fig. 7.   Fig. 8.

MODÈLES CHARRIÈRE.

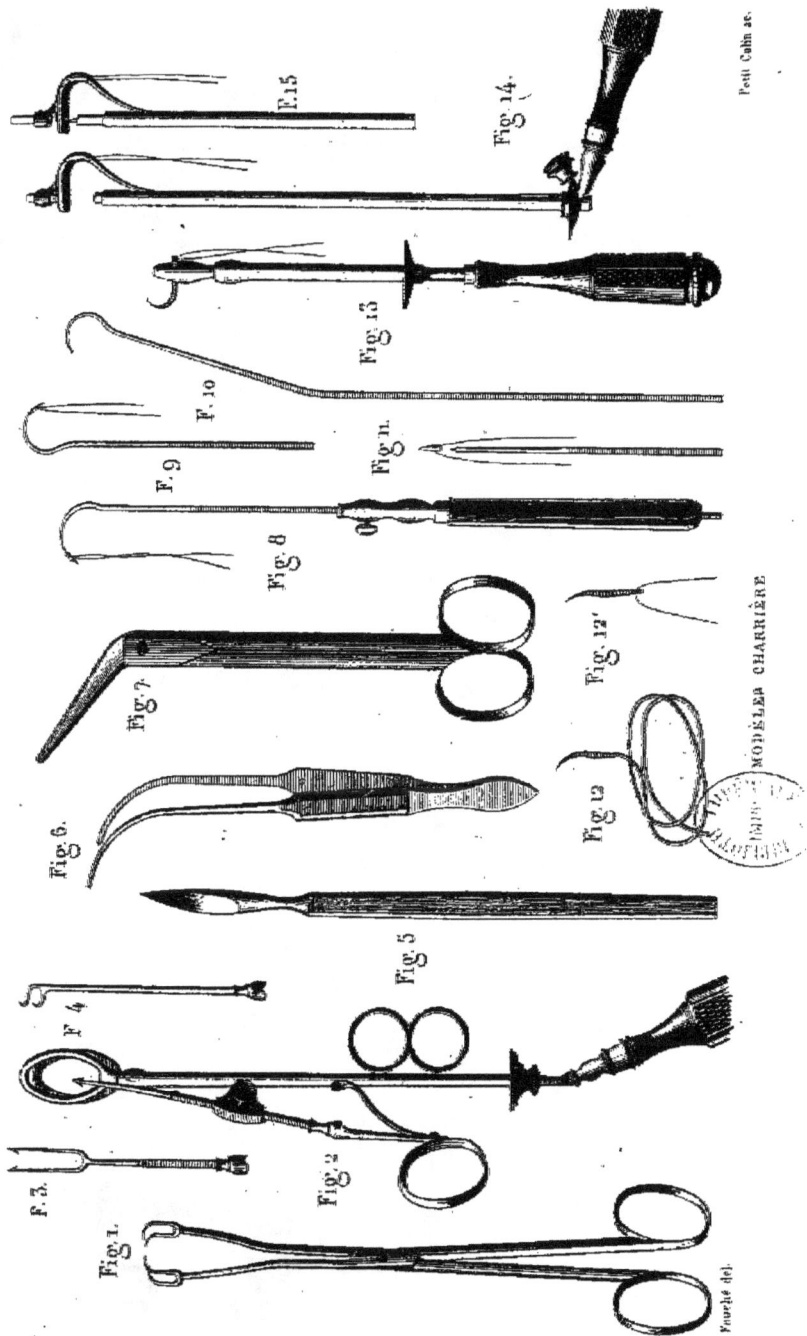

PL. XIII.

Fig. 1.
F. 3.
Fig. 2.
F. 4.
Fig. 5.
Fig. 6.
Fig. 7.
Fig. 8.
F. 9.
F. 10.
Fig. 11.
Fig. 12.
Fig. 12'
Fig. 13.
Fig. 14.
F. 15.

MODÈLE A CHARRIÈRE

Fourché del.

Petit Cahn sc.

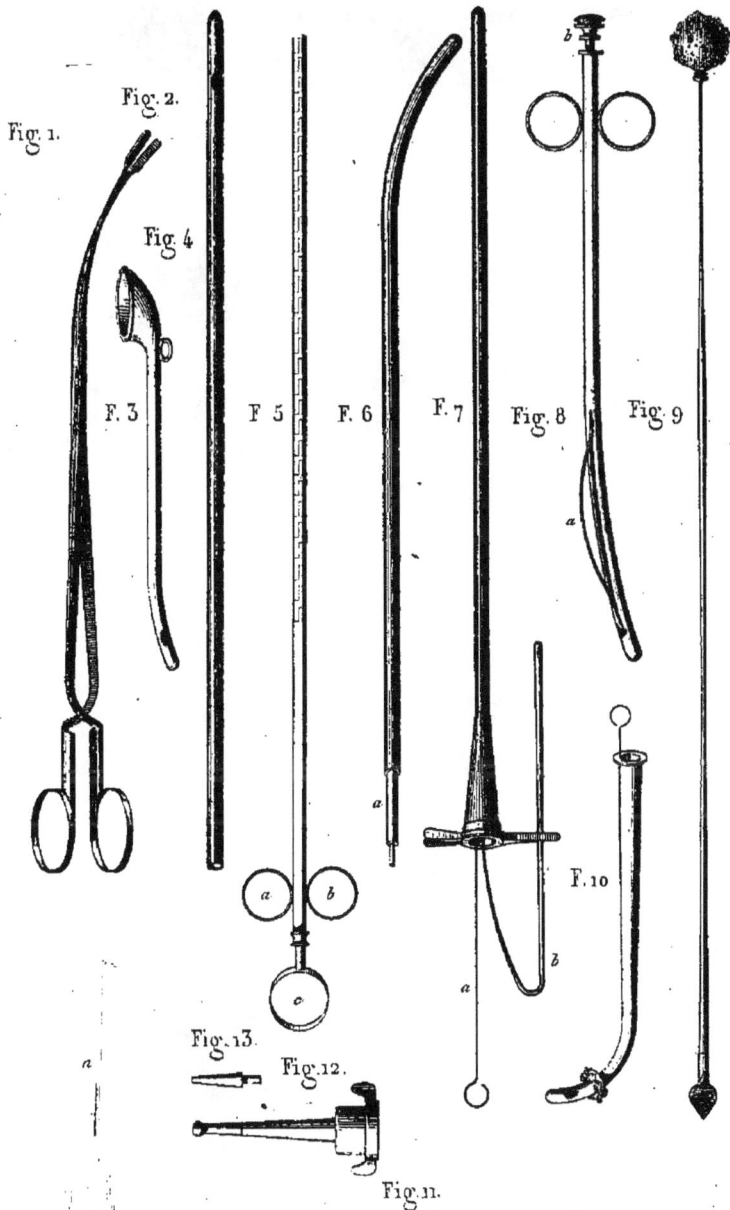

Pl. XIV.

Fig. 1.

Fig. 2.

Fig. 4.

F. 3

F. 5

F. 6

F. 7

Fig. 8

Fig. 9

b

a

a

a

b

a

b

c

F. 10

Fig. 13.

Fig. 12.

a

Fig. 11.

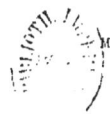

MODÈLES CHARRIÈRE.

Pl. XV.

Fig. 8.

Fig. 7.

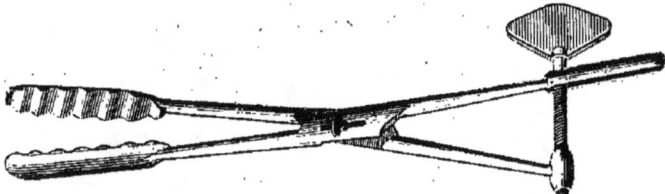

Petit Cotin sc.

Fig. 6.

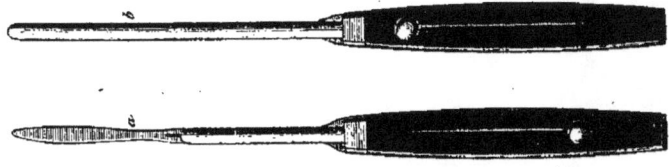

Fig. 5.

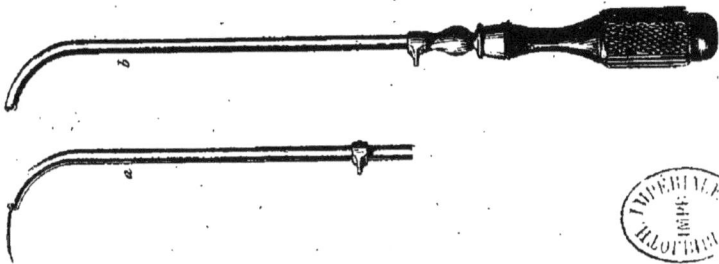

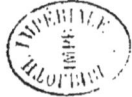

Fig. 4.

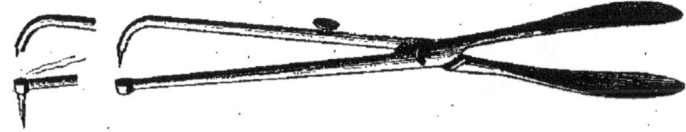

Fig. 1 et 2

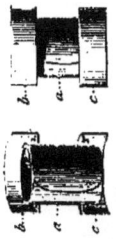

Fig. 3.

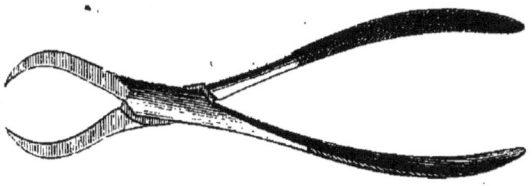

Fouché del.

MODÈLES CHARRIÈRE

Pl. XVI.

Fig. 1.

Fig. 2.

F. 8

Fig. 3.

F. 4.

Fig. 7.

Fig 5.

Fig. 6.

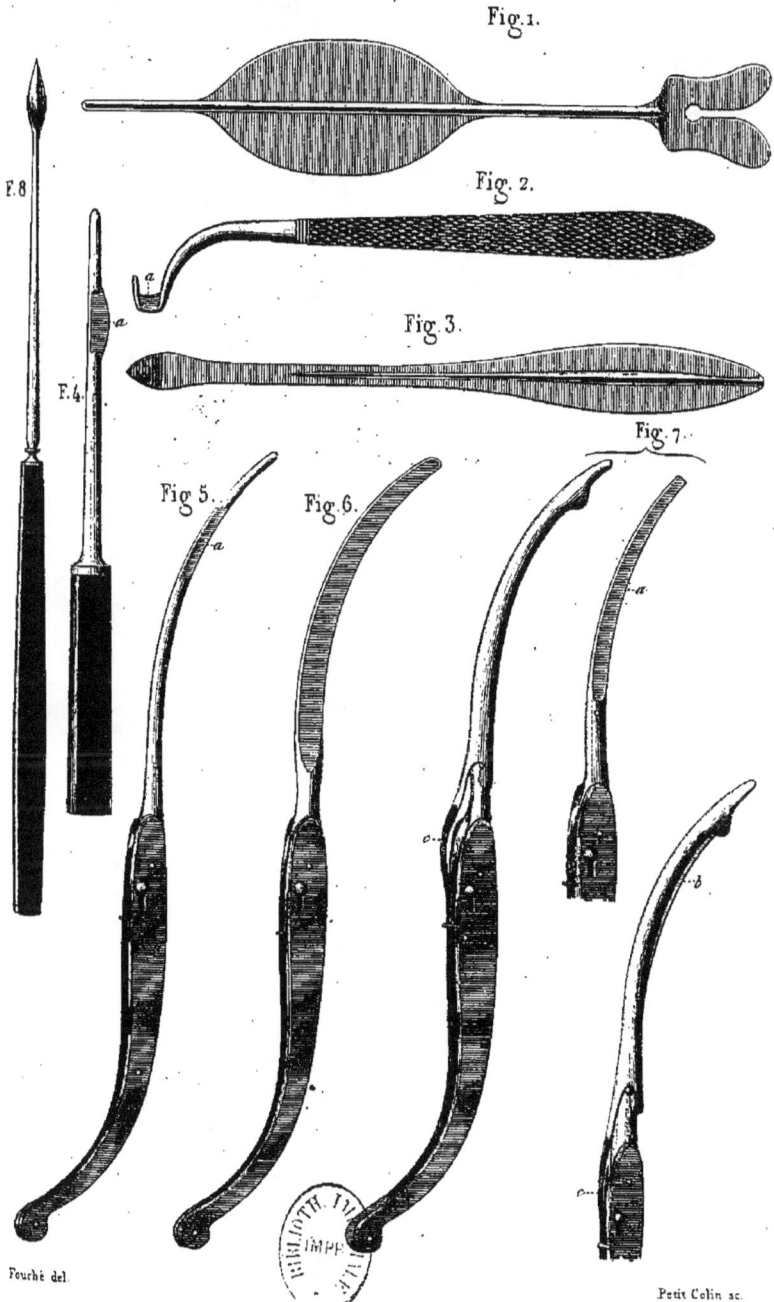

MODÈLES CHARRIÈRE

Pl. XVII.

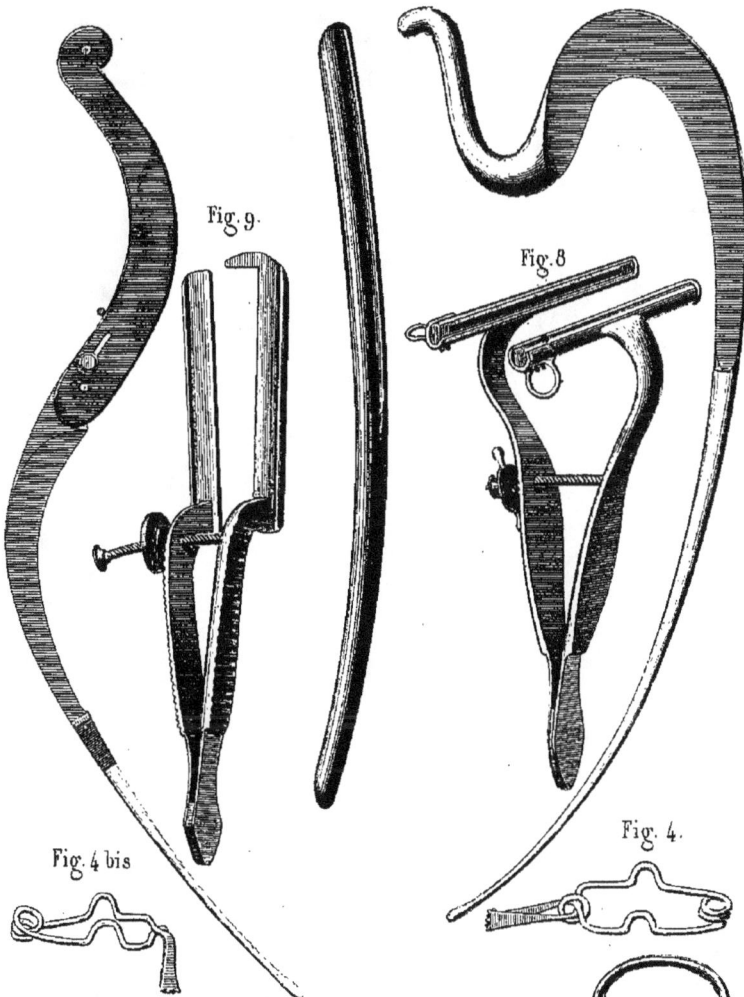

Fig. 6. Fig. 7. Fig. 5.

Fig. 9.

Fig. 8.

Fig. 4.

Fig. 4 bis.

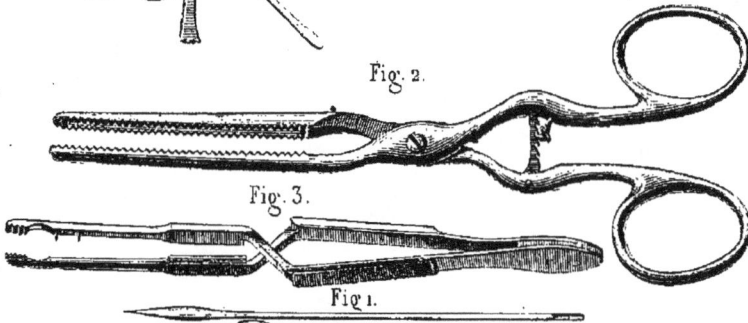

Fig. 2.

Fig. 3.

Fig. 1.

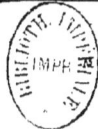

Pl. XVIII.

Fig. 1.

Fig. 2.

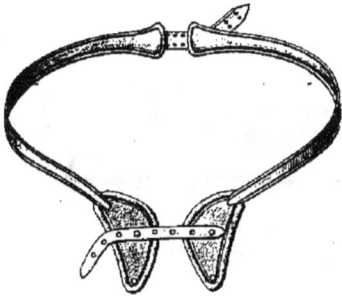

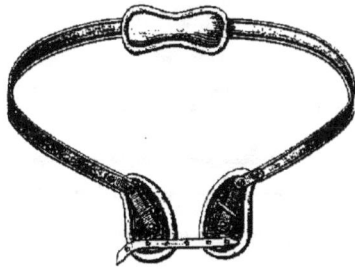

Fig. 3.

Fig. 4.

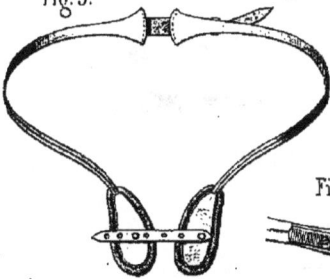

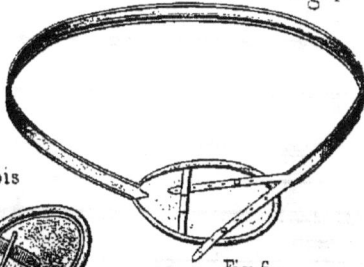

Fig. 6 bis

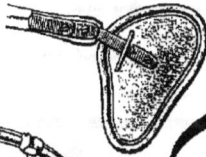

Fig. 5

Fig. 6.

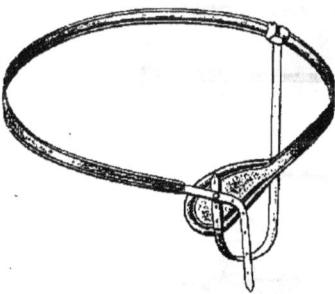

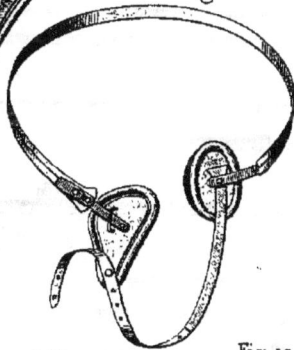

Fig. 7.

Fig. 8.

Fig. 9.

Fig. 10.

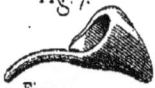

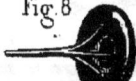

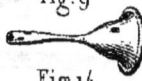

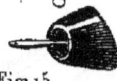

Fig. 11.

Fig. 12

F. 13

Fig. 14

Fig. 15

Fig. 16.

Fig. 17.

Fig. 18.

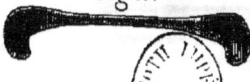

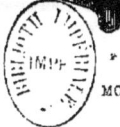

Fouché del.

Petitcolin sc.

MODÈLES CHARRIÈRE

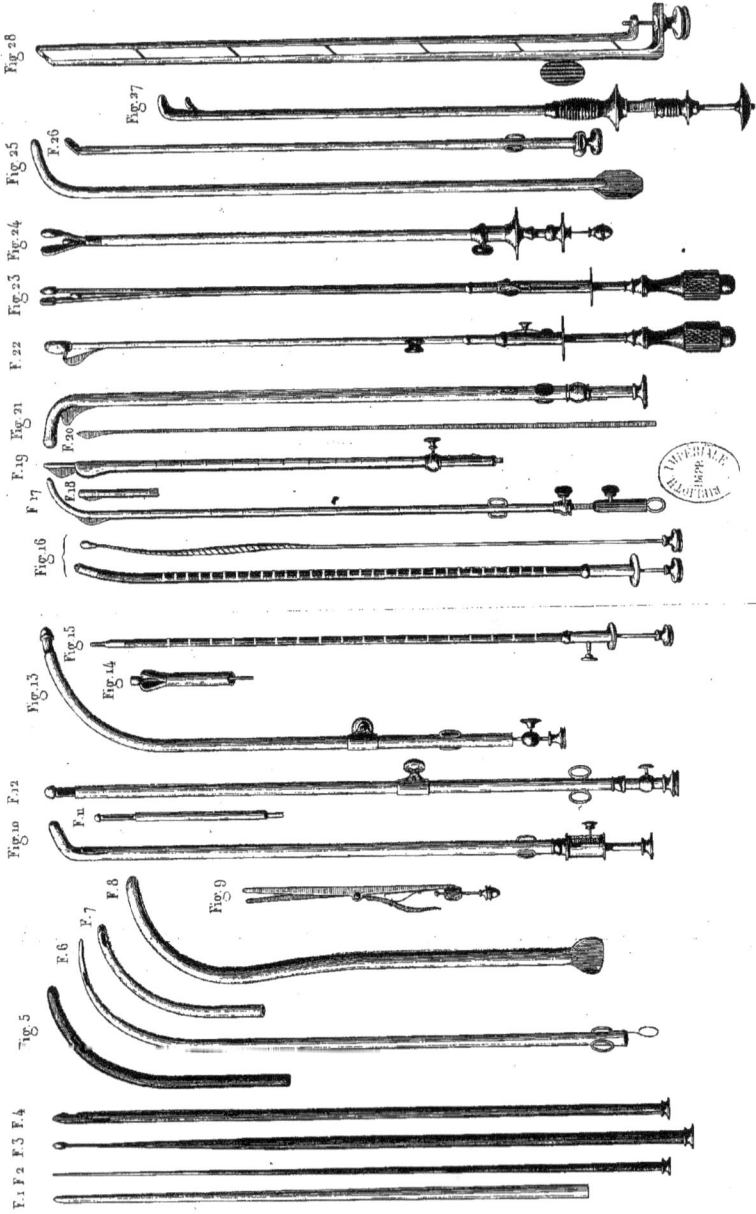

Pl. XX.

Pl. XIX.

Fig. 28

Fig. 27

Fig. 25 F. 26

Fig. 24 Fig. 23 F. 22

Fig. Fig. 21 F. 19 F. 20

F. 7 F. 18

Fig. 16

Fig. 15

Fig. 13 Fig. 14

Fig. 12

Fig. 10 F. 11

F. 8 Fig. 9

F. 6 F. 7

Fig. 5

F. 1 F. 2 F. 3 F. 4

MODÈLES CHARRIÈRE

Pl. XXII

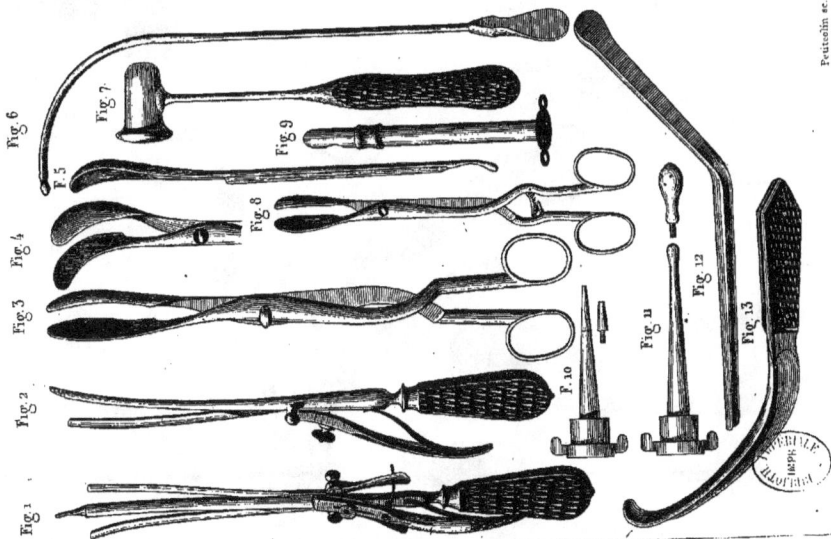

Fig 6 Fig 7 Fig 9 F. 5 Fig 8 Fig 4 Fig 3 Fig 2 Fig 1 F. 10 Fig 11 Fig 12 Fig 13

Peuticolin sc.

MODELES CHARRIÈRE

Pl. XXI

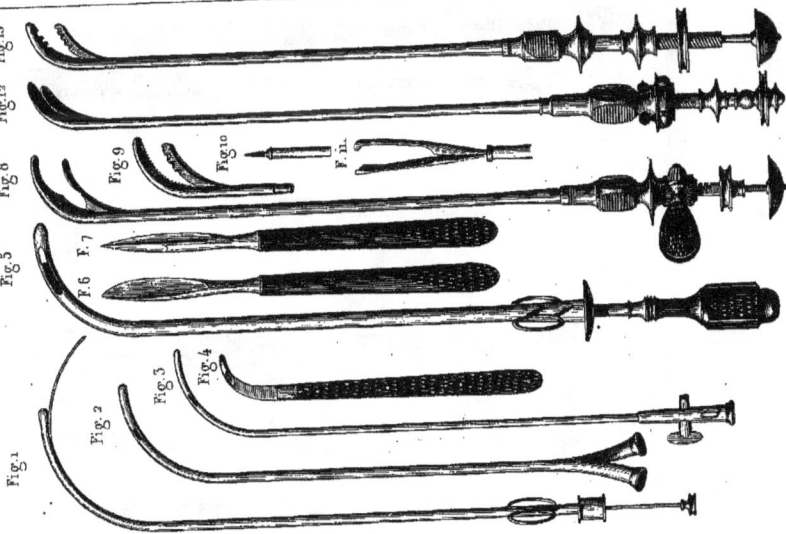

Fig 13 Fig 12 Fig 9 Fig 10 Fig 8 F. 11 Fig 5 F. 7 Fig 6 Fig 3 Fig 4 Fig 2 Fig 1

Fonche del.

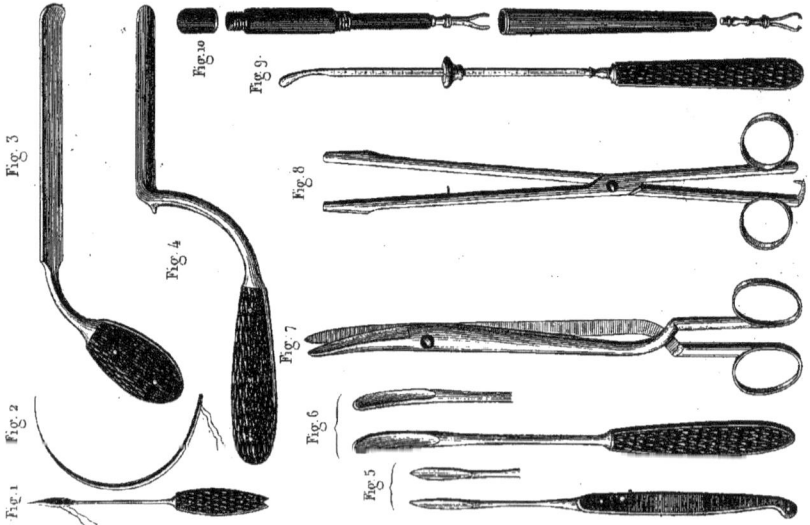

Pl. XXIV

Fig. 1.
Fig. 2
Fig. 3
Fig. 4
Fig. 5
Fig. 5 bis

Petitcolin sc.

MODÈLES CHARRIÈRE

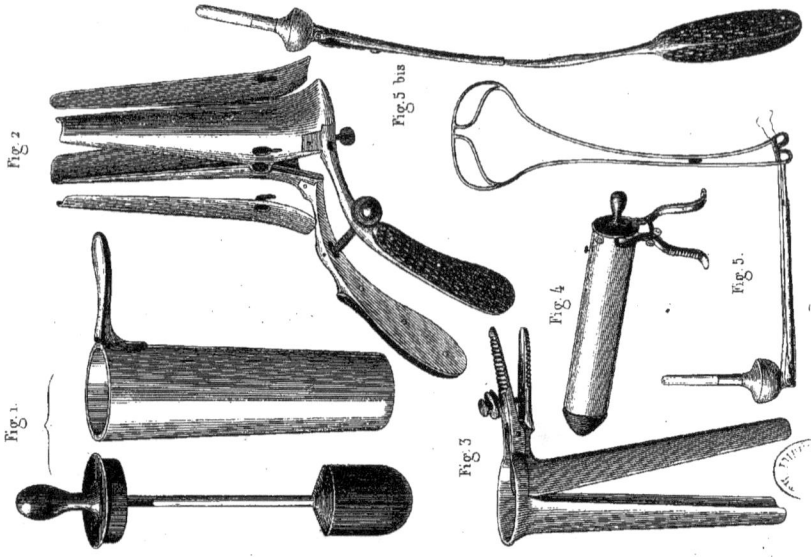

Pl. XXIII

Fig. 1
Fig. 2
Fig. 3
Fig. 4
Fig. 5
Fig. 6
Fig. 7
Fig. 8
Fig. 9
Fig. 10

Fouché del.

Pl. XXV

Fig. 3.

Fig. 2.

Fig. 1.

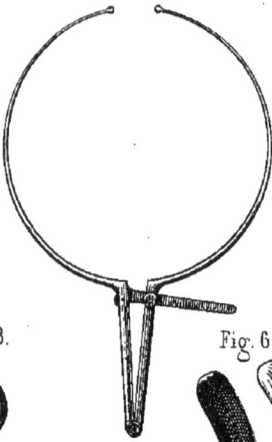

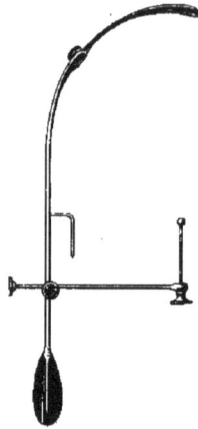

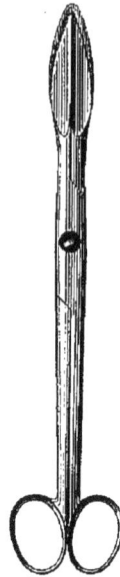

Fig. 8.

Fig. 6.

Fig. 7.

Fig. 5.

Fig 4.

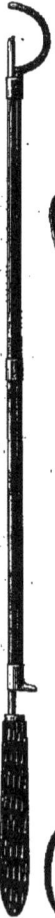

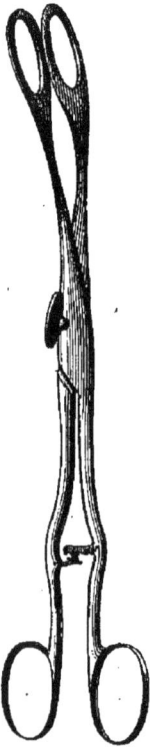

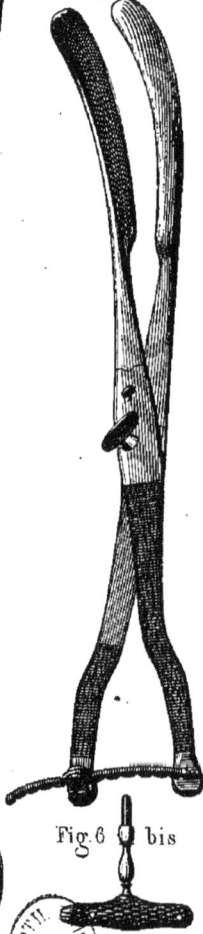

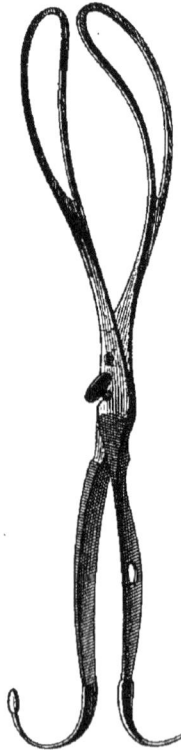

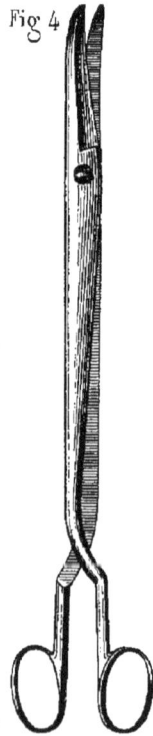

Fig. 6 bis

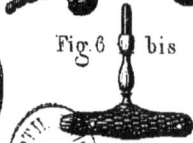

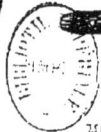

MODÈLES CHARRIÈRE

Pl. 1

Fig. 1.

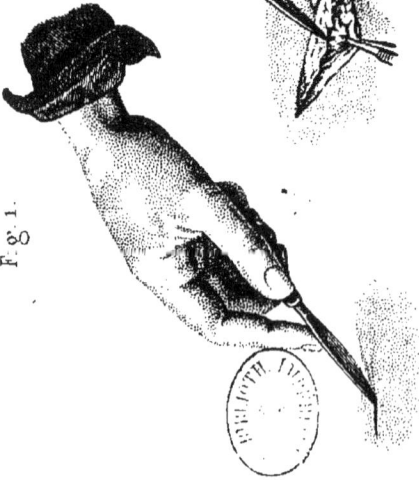

Fig. 2.

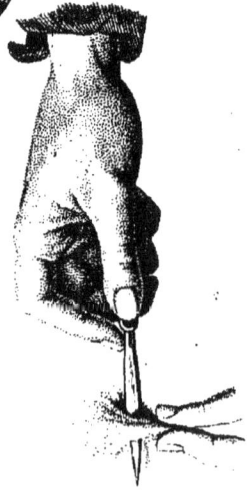

Fig. 3.

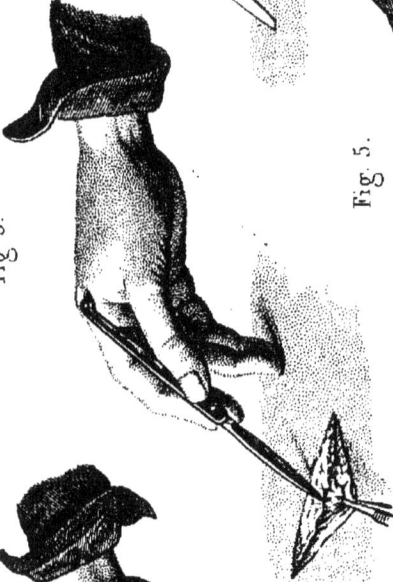

Fig. 5.

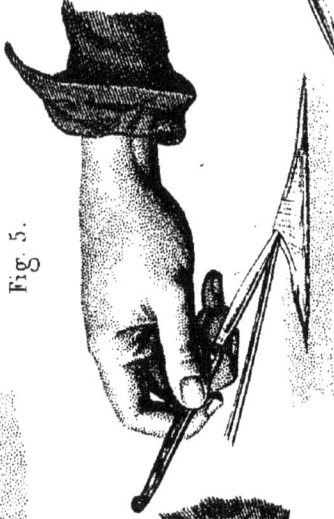

Fig. 4.

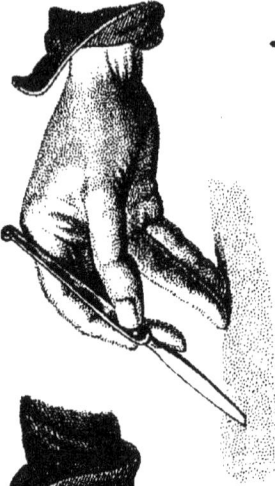

Fig. 6.

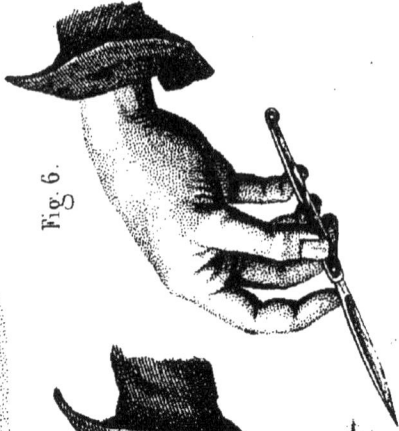

Pl. 2.

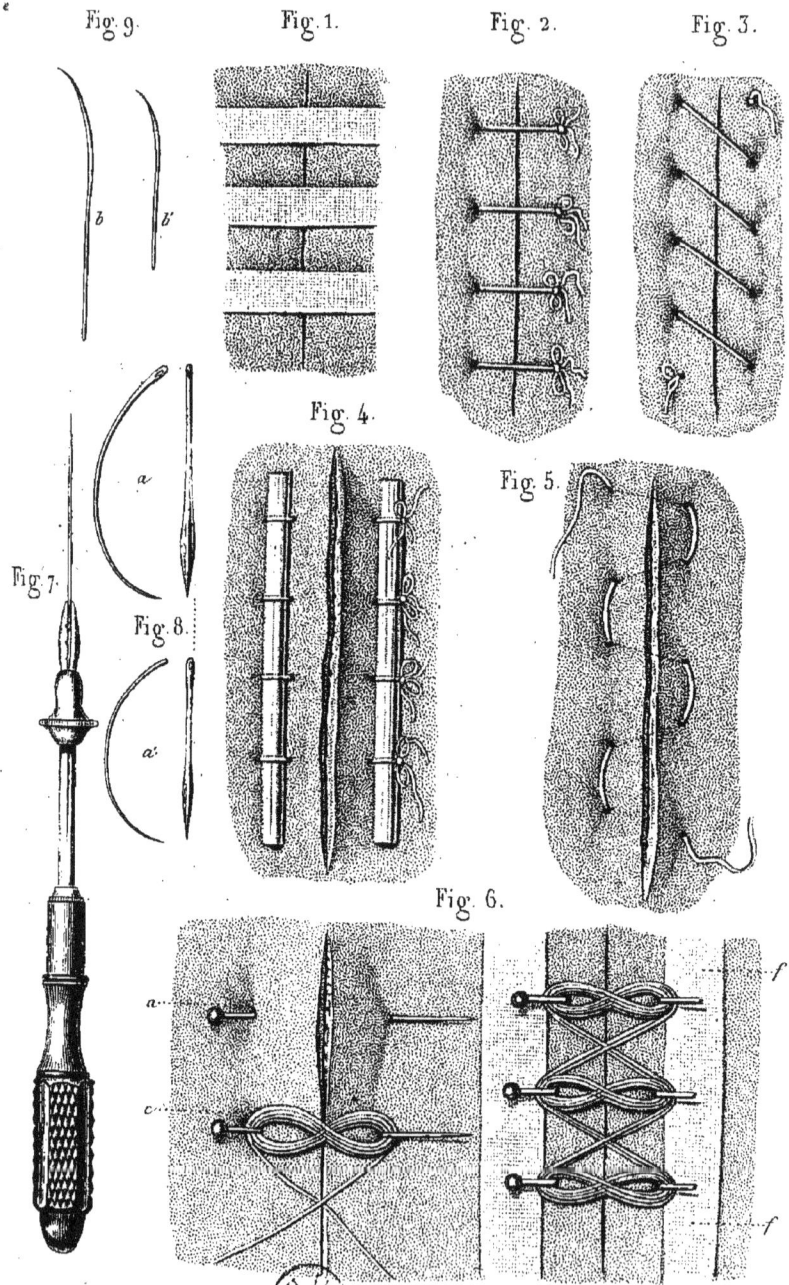

Fig. 9. Fig. 1. Fig. 2. Fig. 3.

Fig. 4.

Fig. 5.

Fig. 7.

Fig. 8.

Fig. 6.

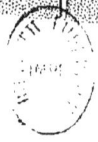

Pl. 3.

Fig. 1.

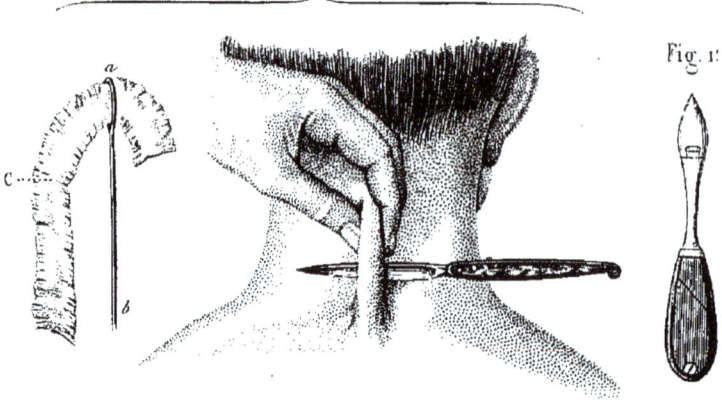

Fig. 1!

Fig. 3.

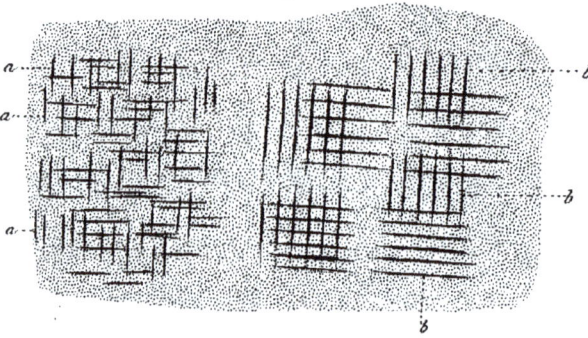

Fig. 4

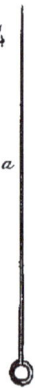

Fig. 3'

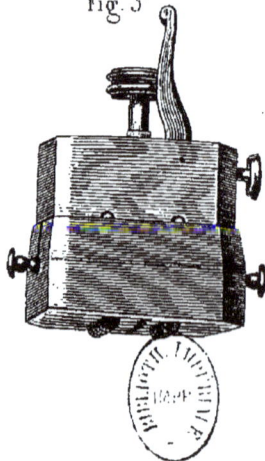

Fig. 2.

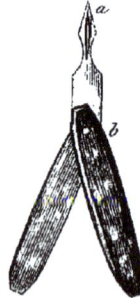

Fig 4

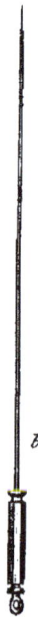

PI. 4.

Fig. 2.

Fig. 1.

Fig. 3.

Fig. 4.

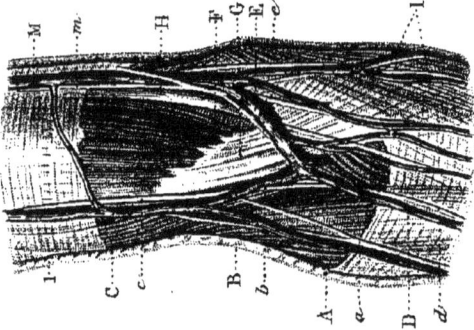

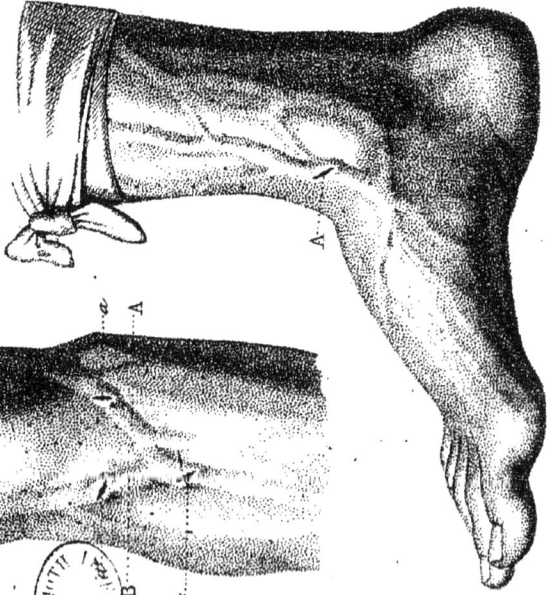

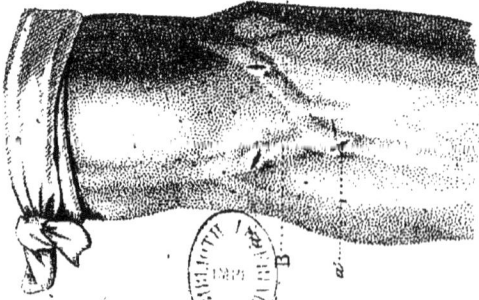

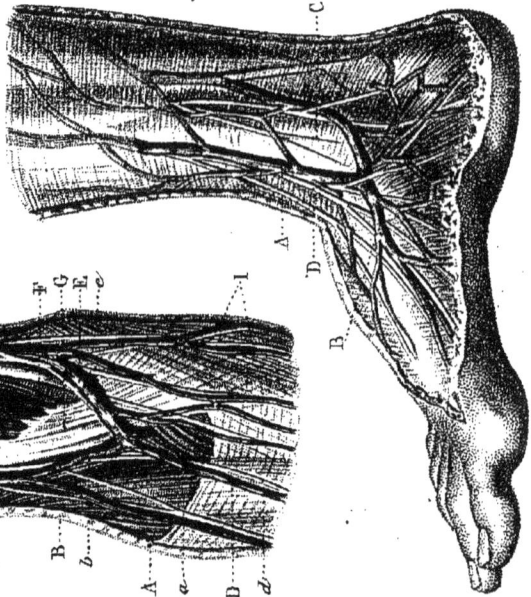

PL. 5.

Fig. 1.

Fig. 2

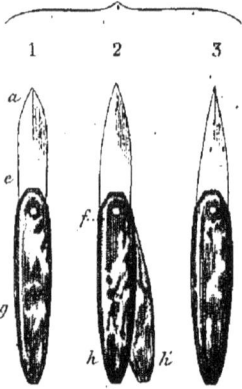

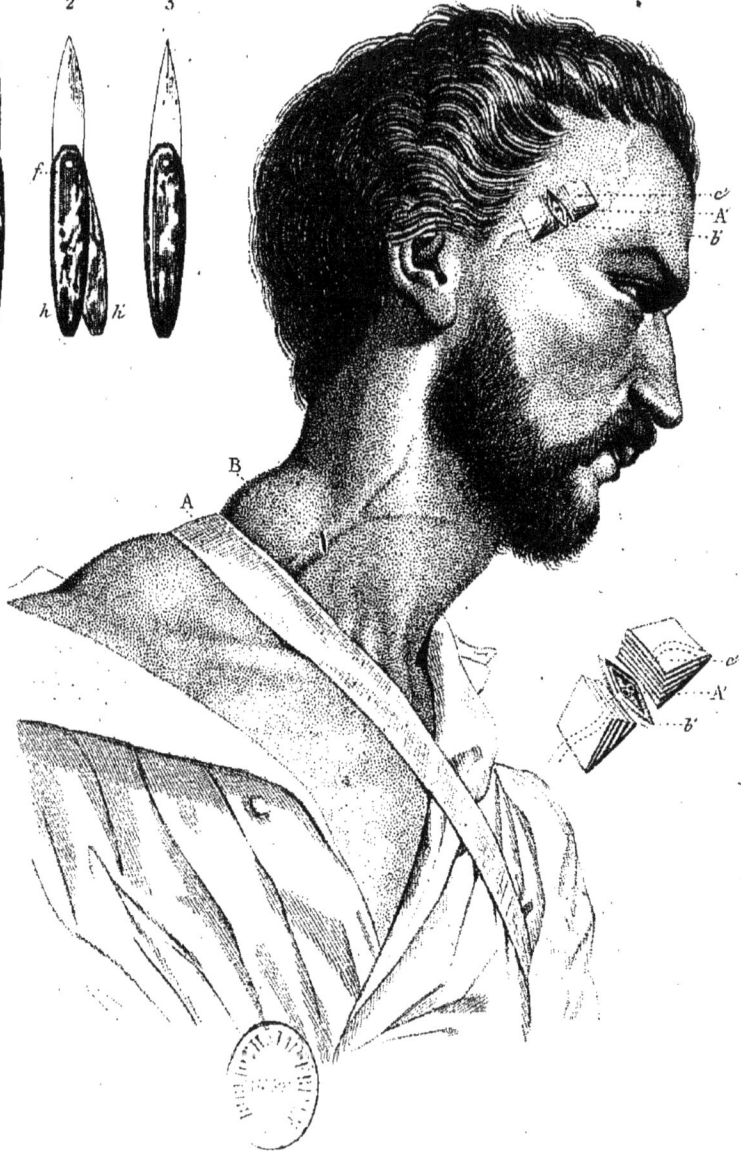

Pl. 6.

Fig. 1.

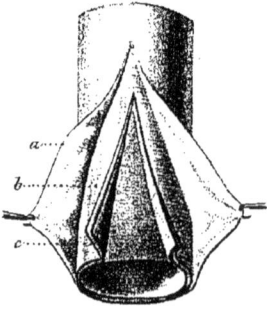

Fig. 2.

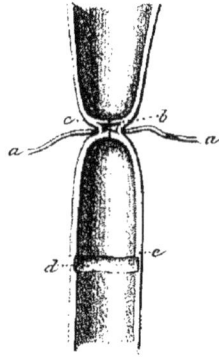

Fig. 3.

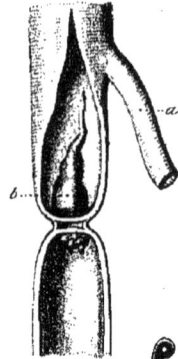

Fig. 7.

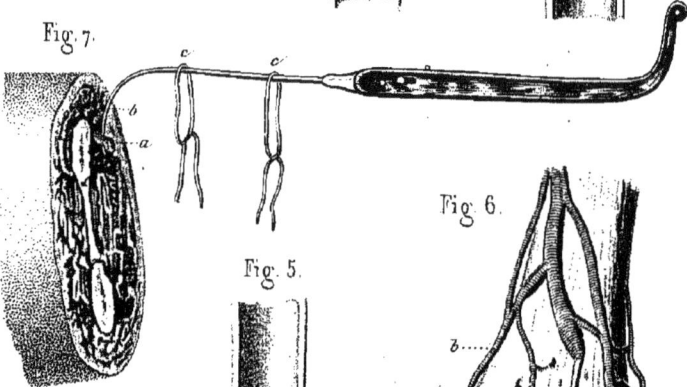

Fig. 6.

Fig. 5.

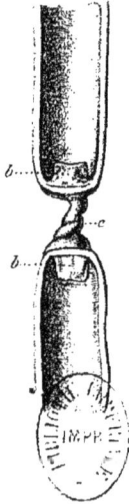

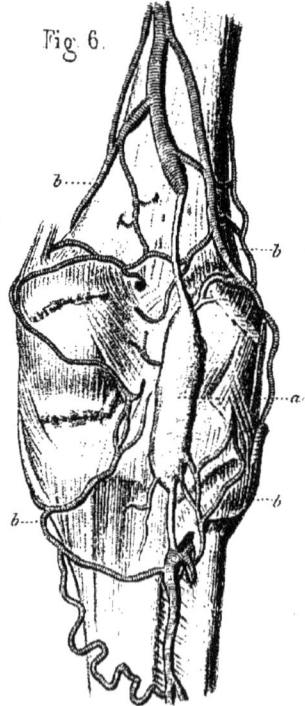

Fig. 4.

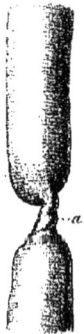

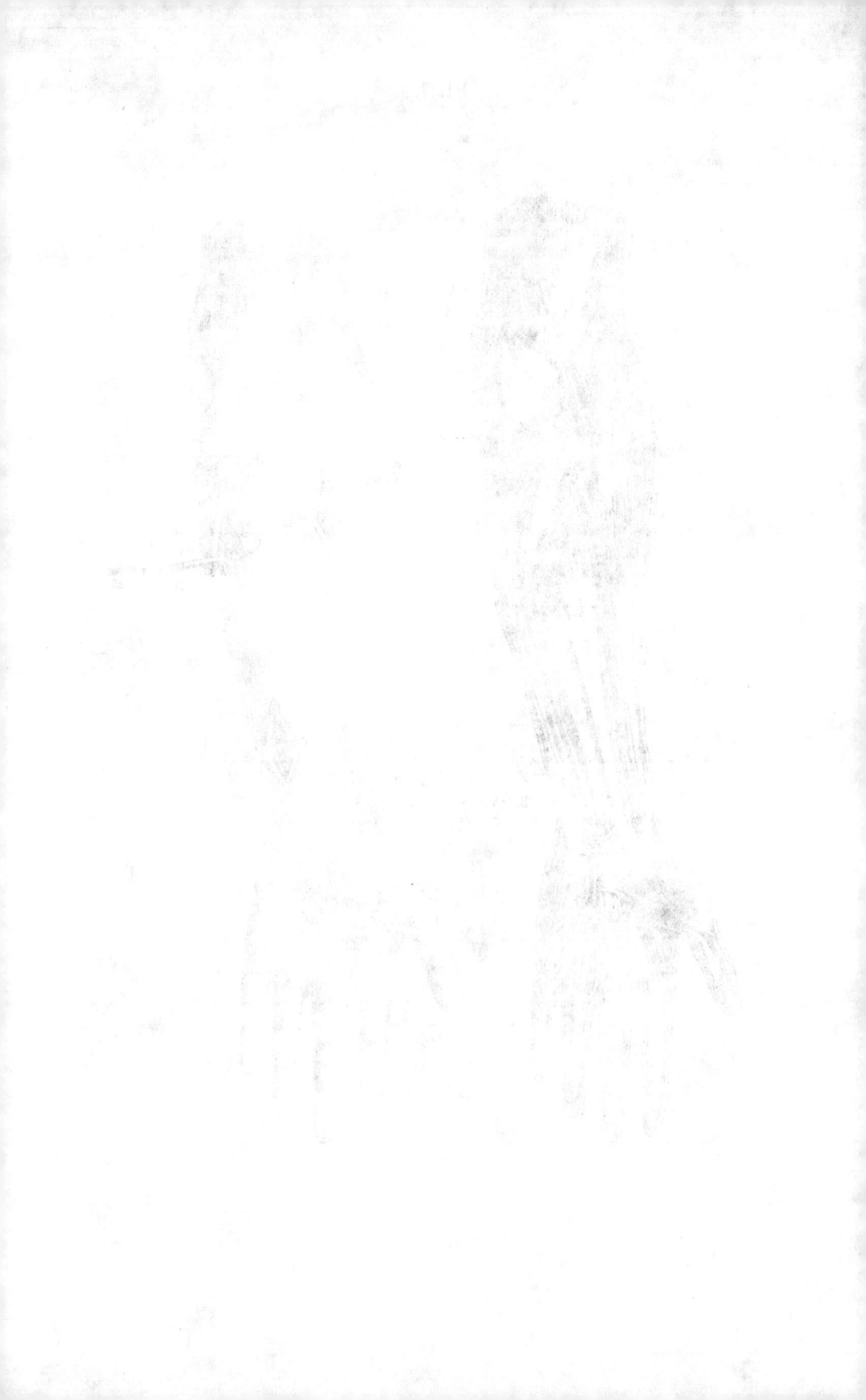

PI. 7.

Fig. 1

Fig. 2

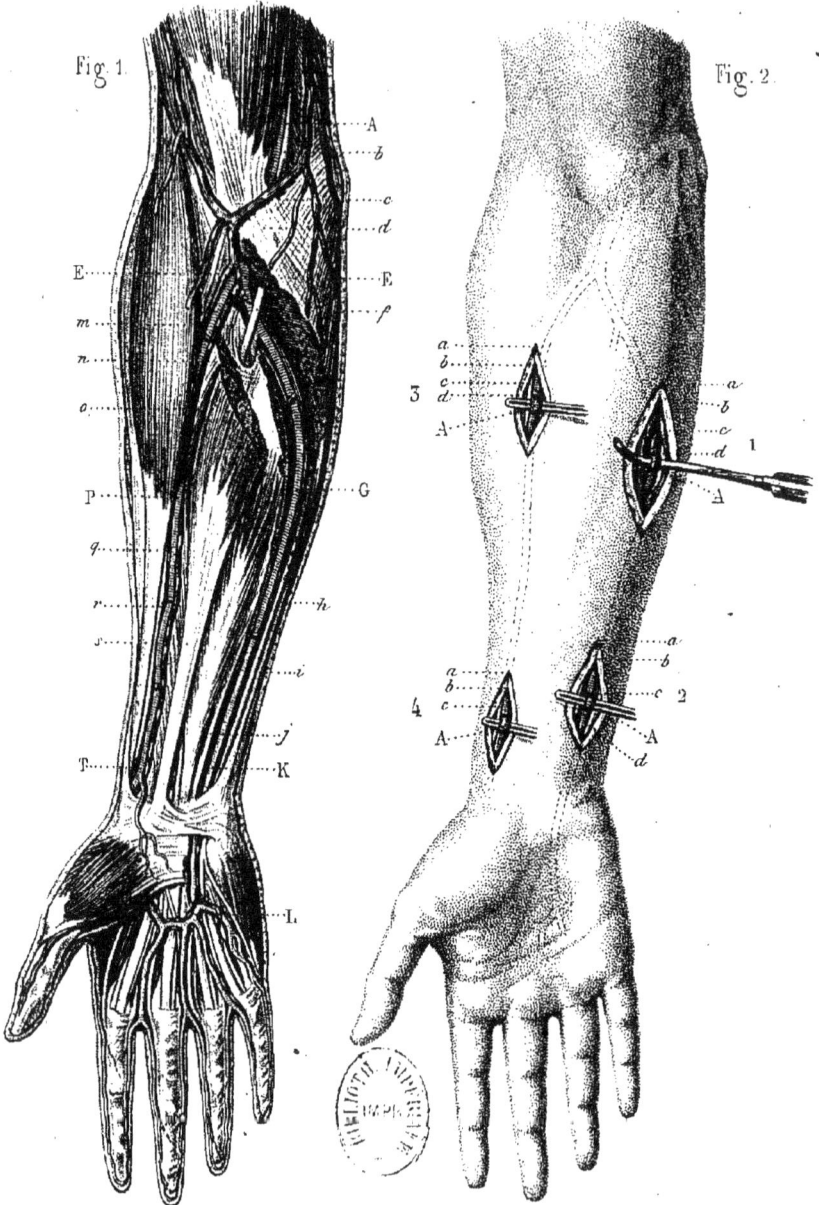

Pl. 8.

Fig. 1.

Fig. 2.

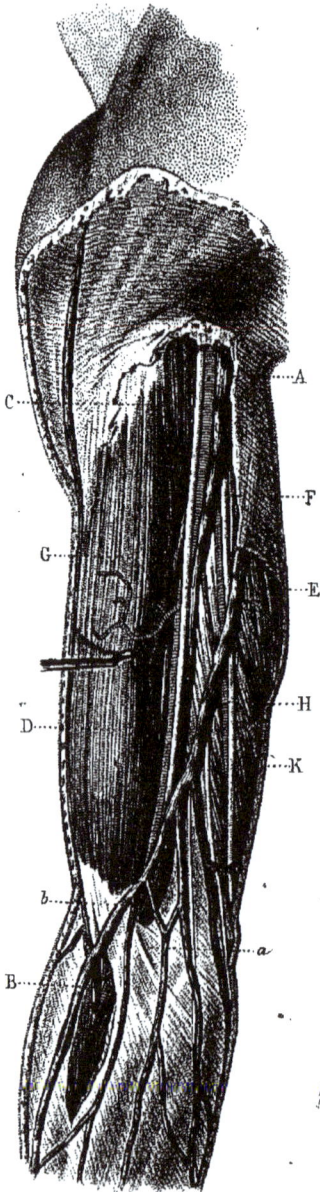

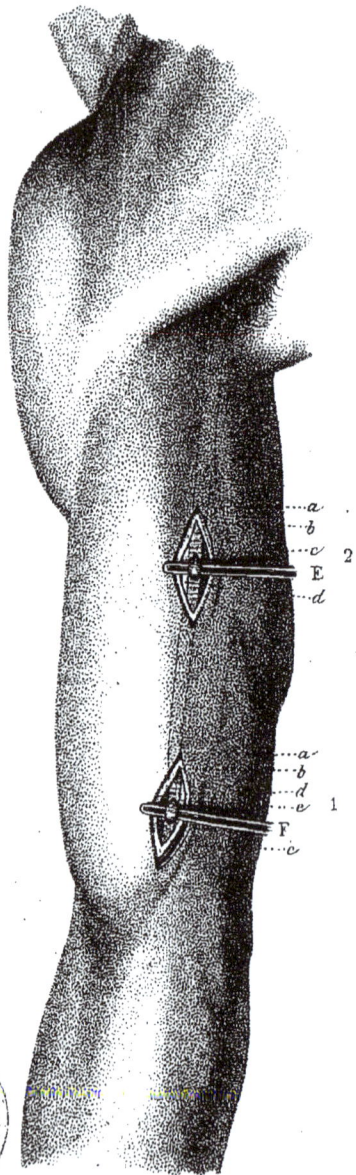

Pl. 9.

Fig. 1.

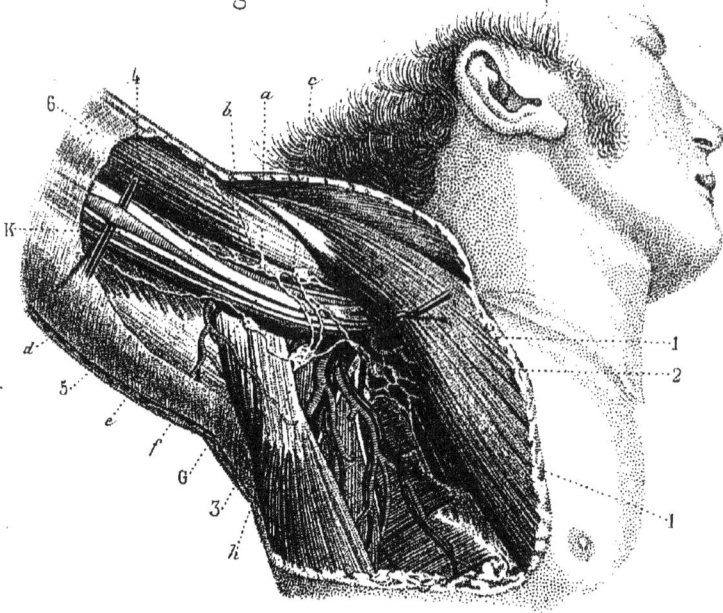

Fig. 2.

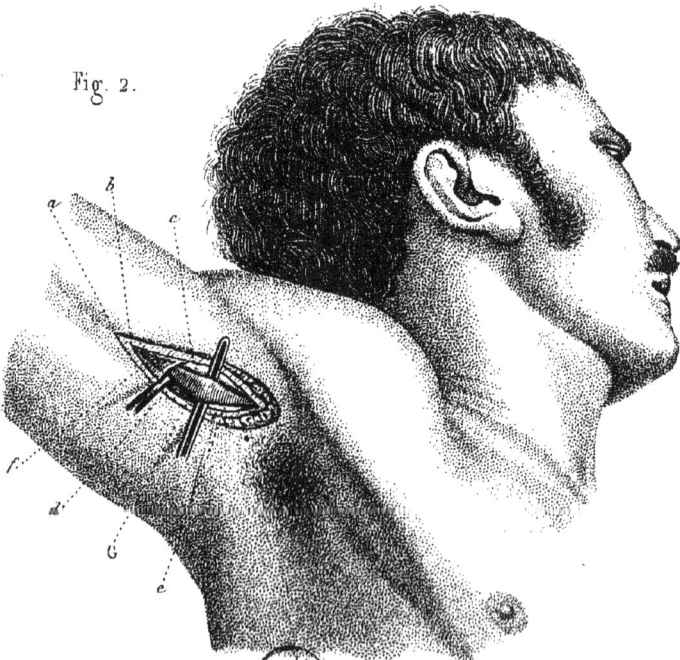

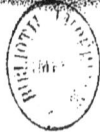

Pl. 10.

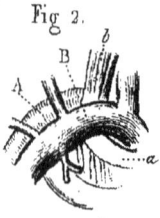

Fig 2.

Fig 1.

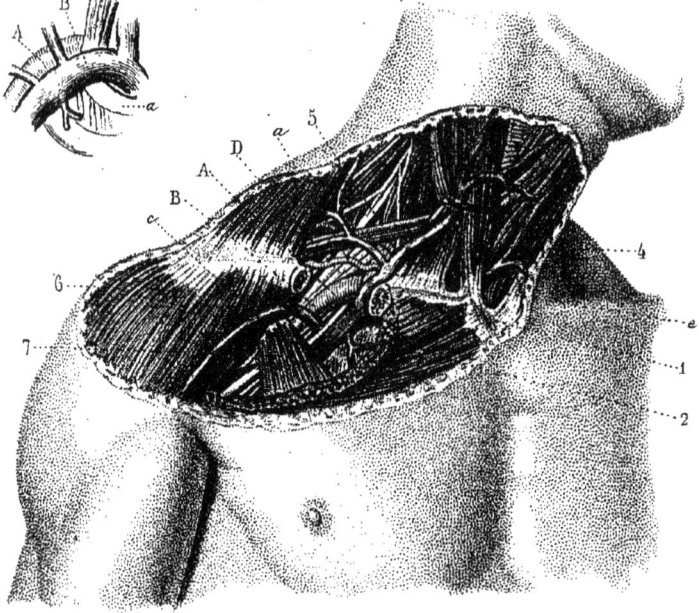

Fig. 3.

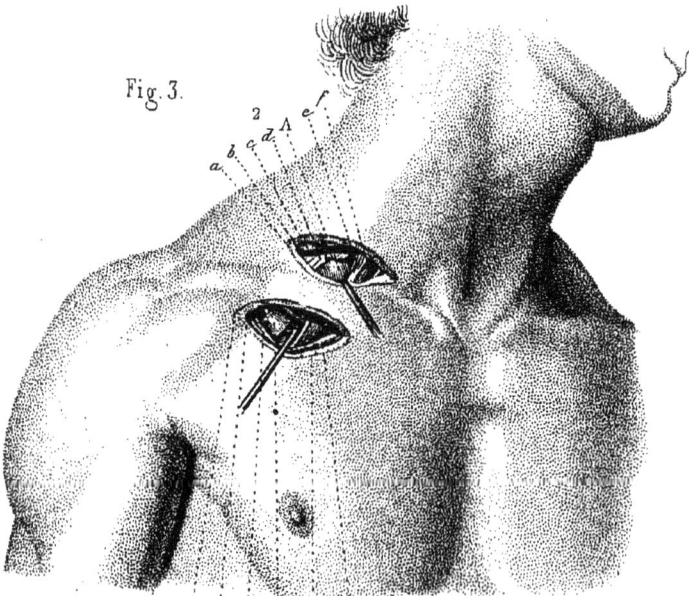

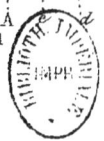

Pl. 11.

Fig. 3.

Fig. 1.

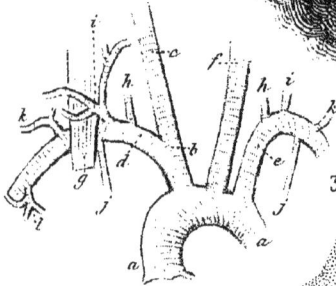

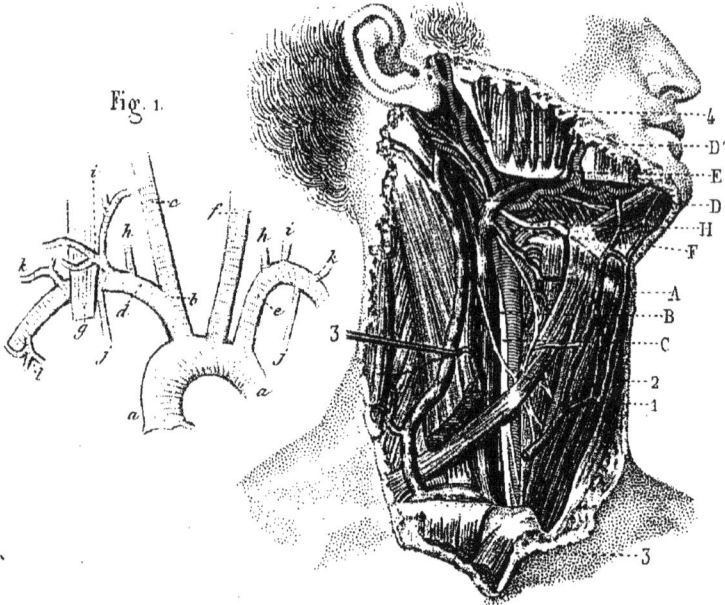

Fig. 4.

Fig. 2.

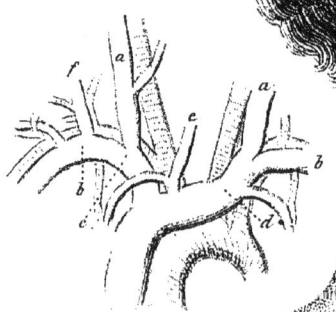

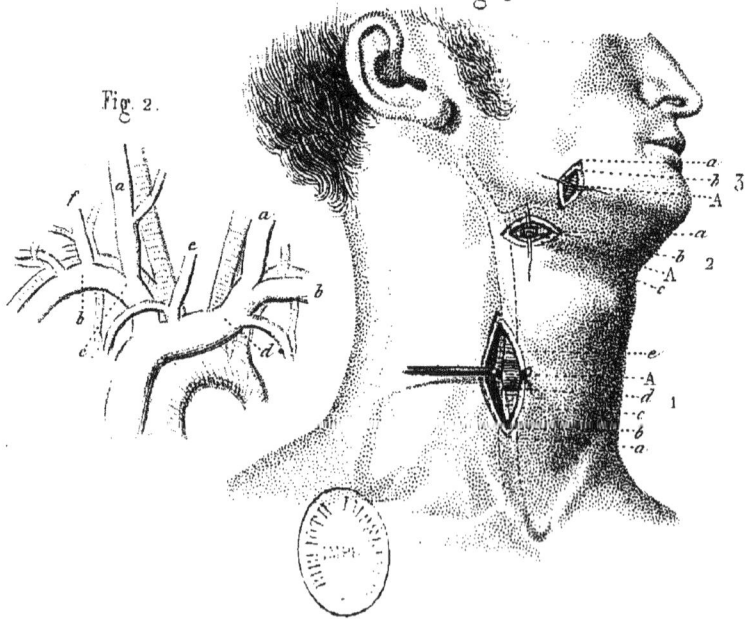

Pl. 12.

Fig. 1.

Fig. 2.

Fig. 3.

Fig. 4.

Pl. 13.

Fig. 1.

Fig. 2.

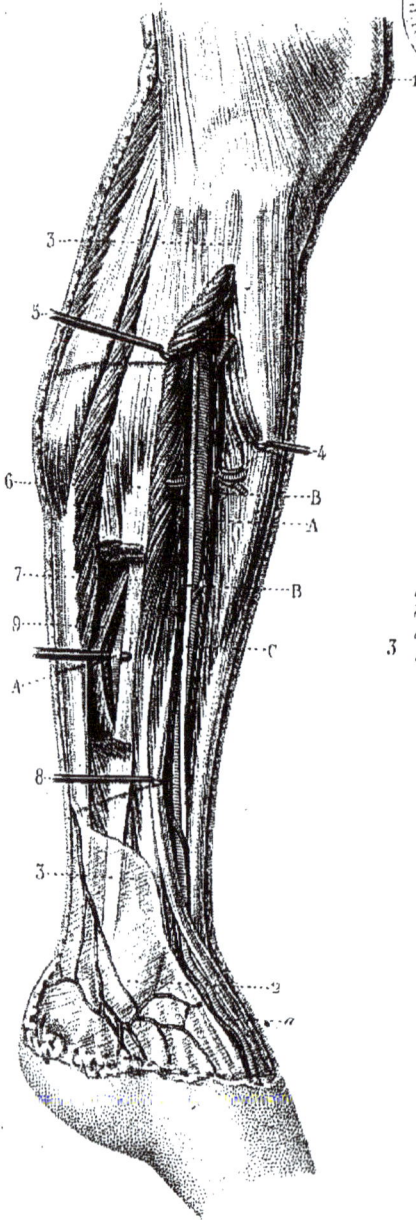

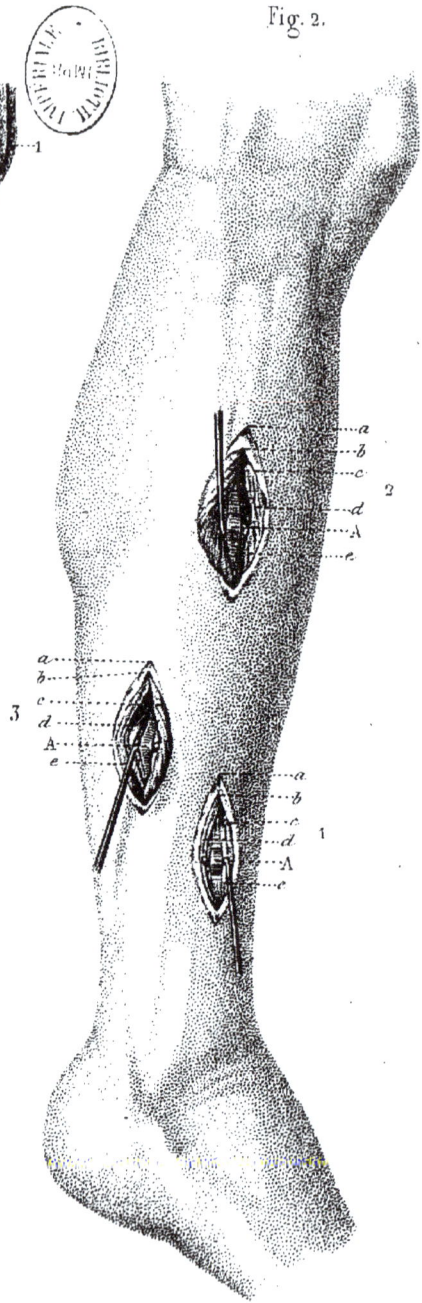

Pl. 14.

Fig. 1.

Fig. 2.

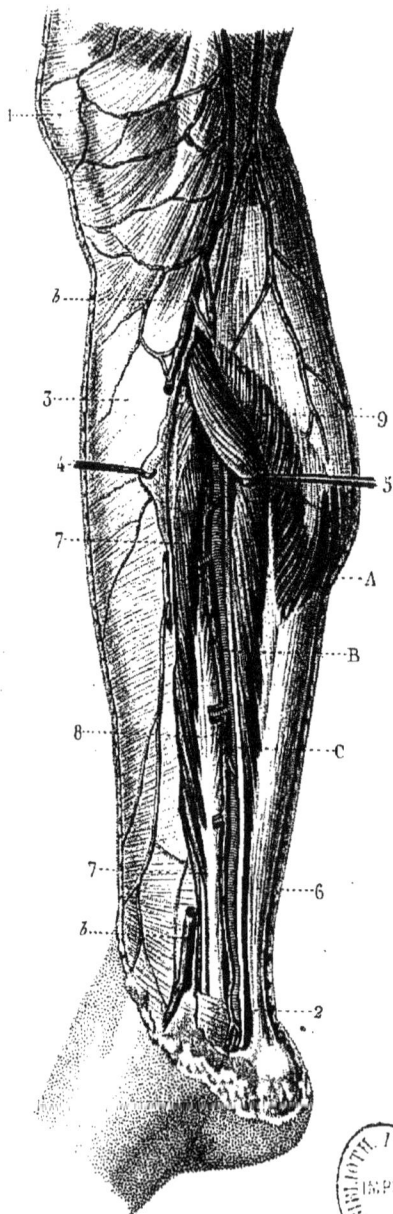

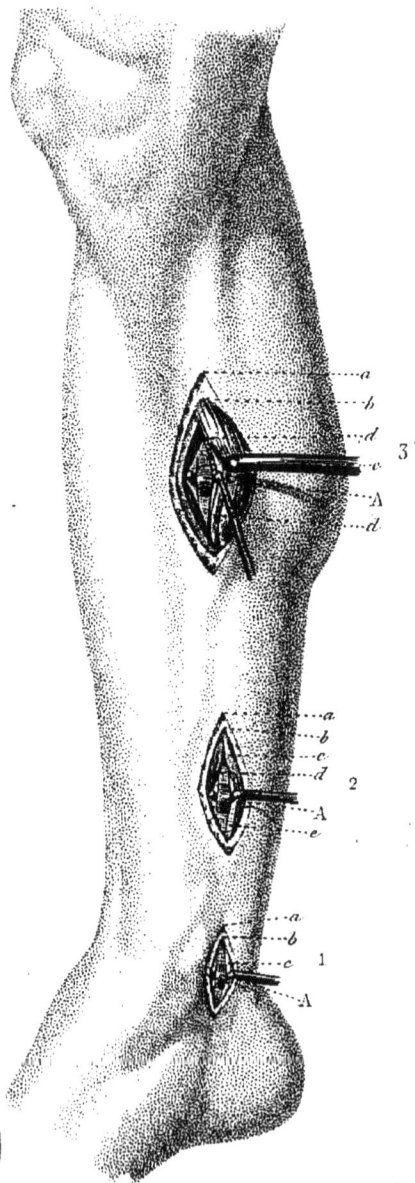

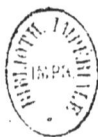

Pl. 15.

Fig. 4.

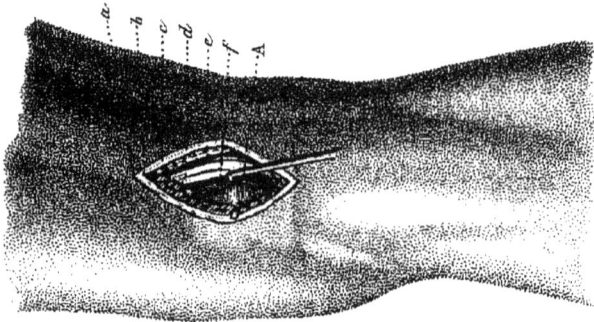

Fig. 1.

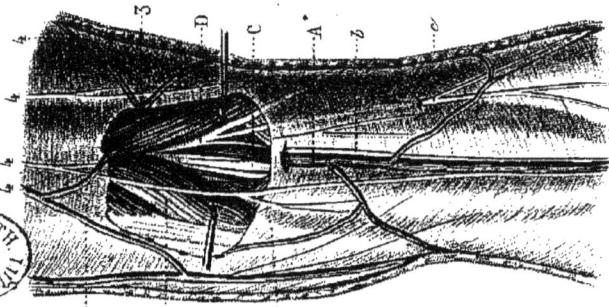

Fig. 3.

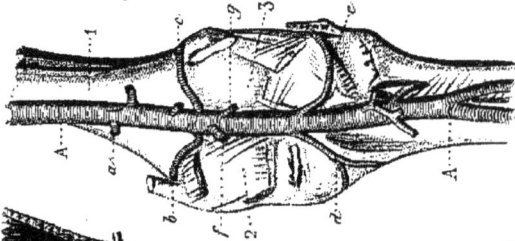

Fig. 2.

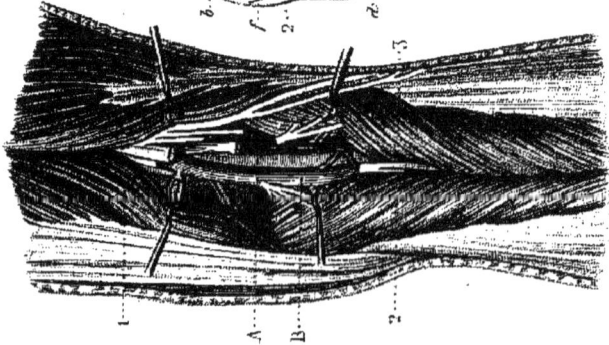

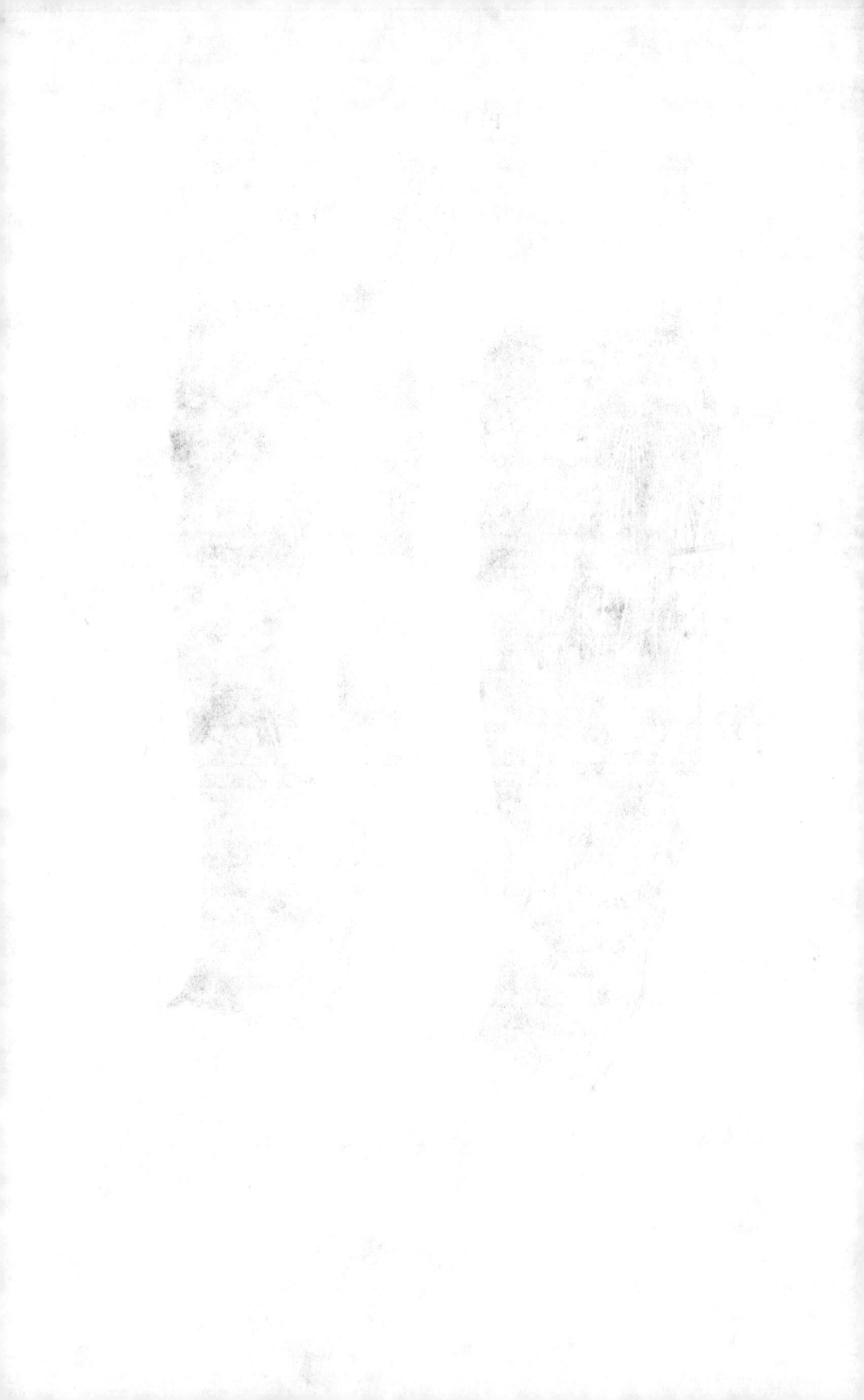

Pl. 16.

Fig 1.

Fig. 2.

Pl. 17.

Fig. 3.

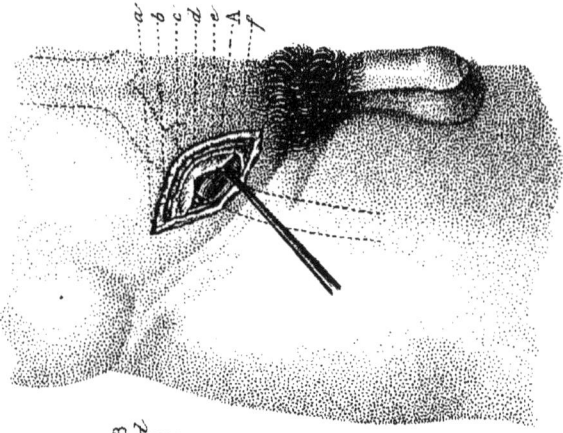

Fig. 2.

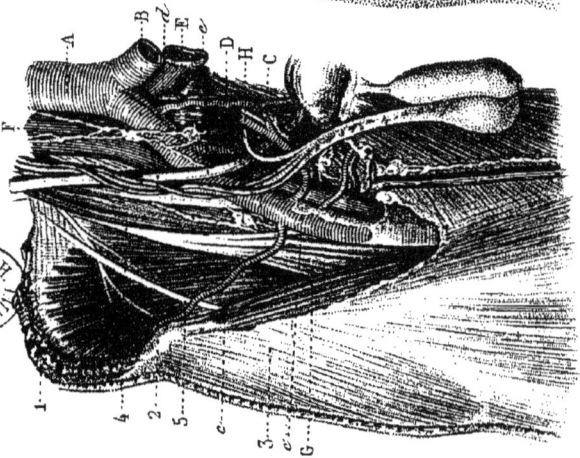

Fig. 1.

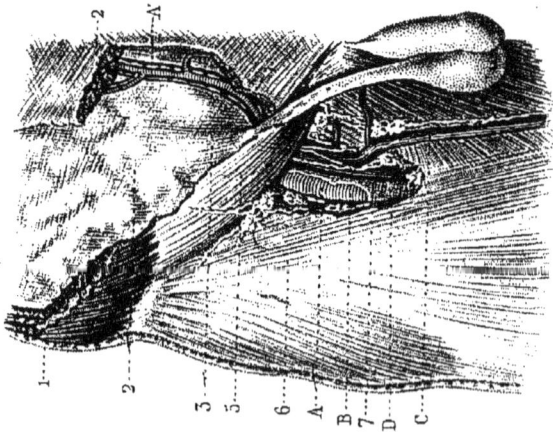

Pl. 18.

Fig. 1.

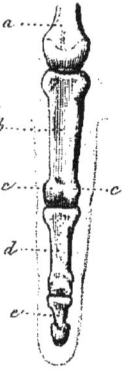

Fig. 2.

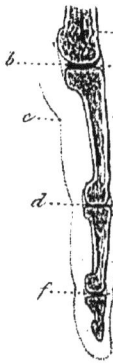

Fig. 3.

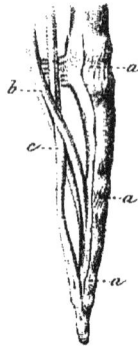

Fig. 4.

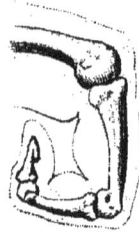

Fig. 10.

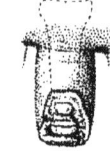

Fig. 5.

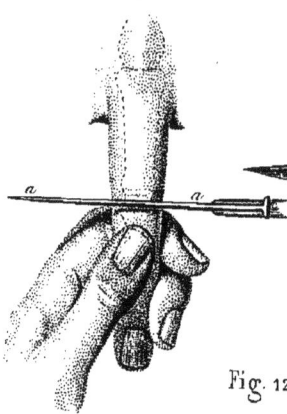

Fig. 6.

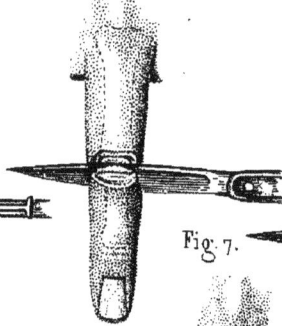

Fig. 9.

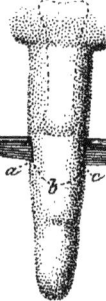

Fig. 7.

Fig. 8.

Fig. 12.

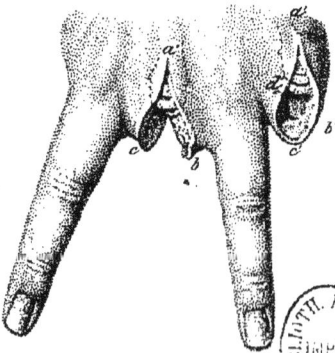

Fig. 11.

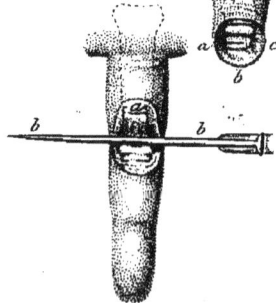

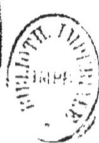

Pl. 19.

Fig. 2.   Fig. 7.   Fig. 6.

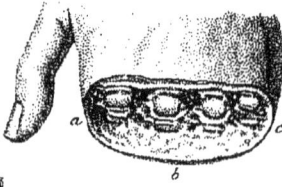 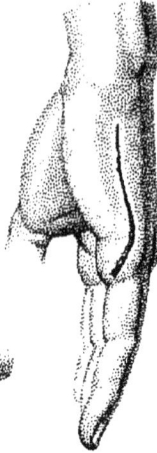 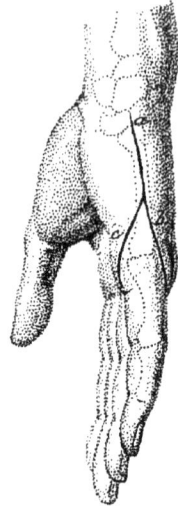

Fig. 1.

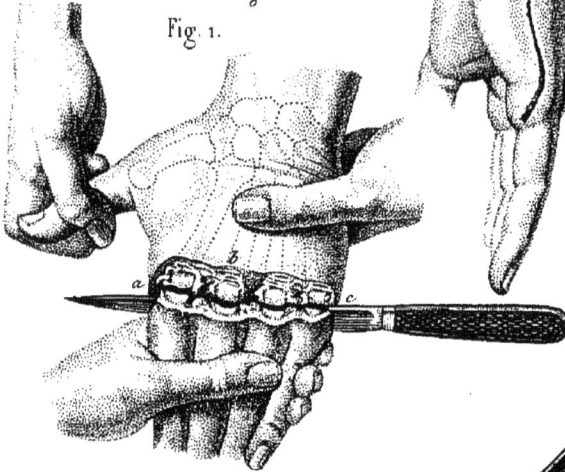

Fig. 3.   Fig. 4.   Fig. 5.

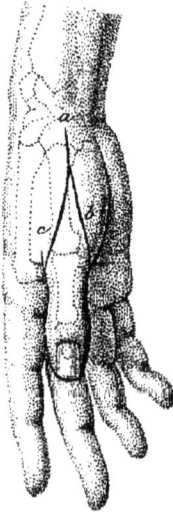 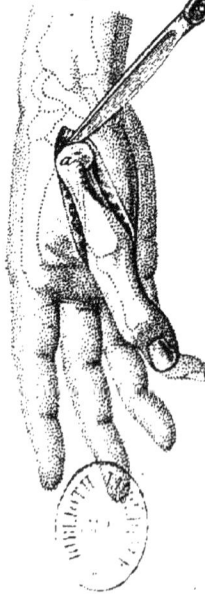 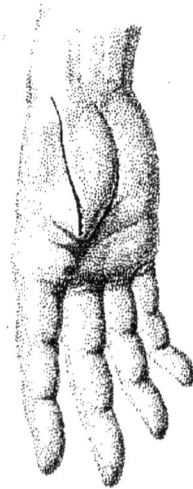

Pl. 20.

Fig. 1.

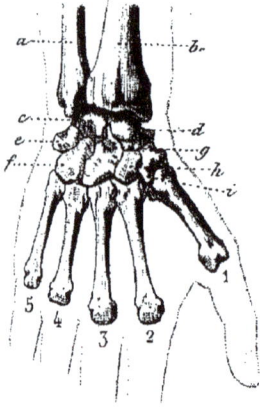

Fig. 3.

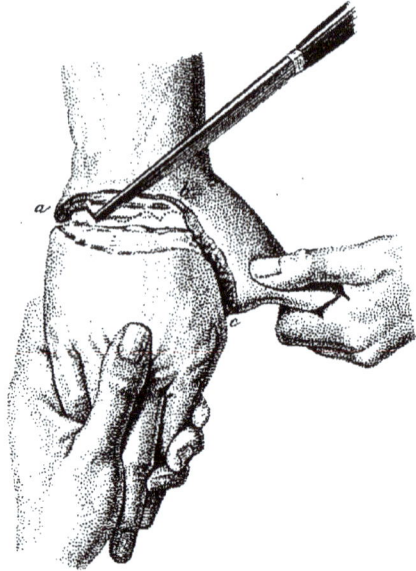

Fig. 2.

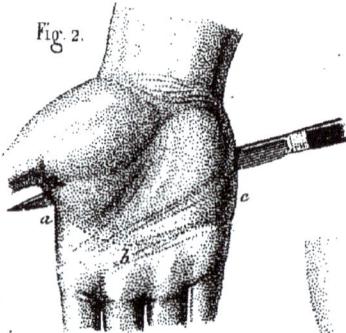

Fig. 6.

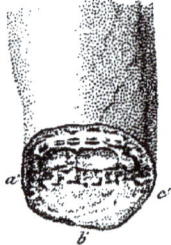

Fig. 4.

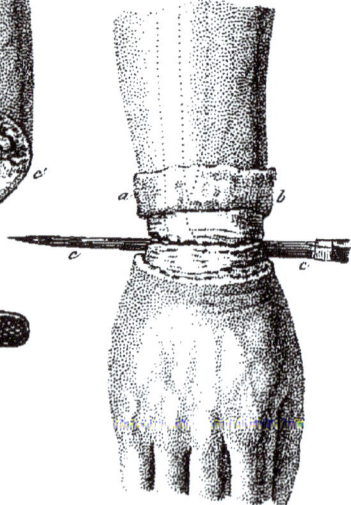

Fig. 5.

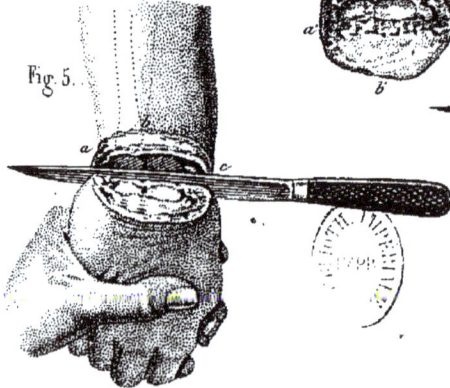

Pl. 21.

Fig. 3.

Fig. 1.

Fig. 2.

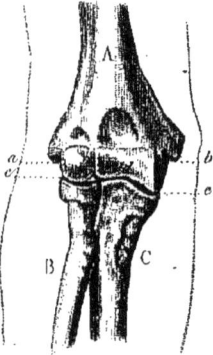

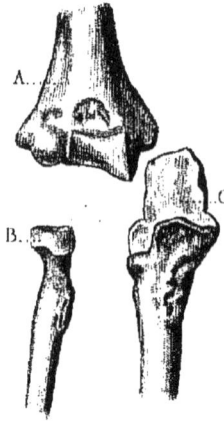

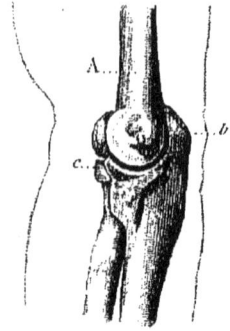

Fig. 4.

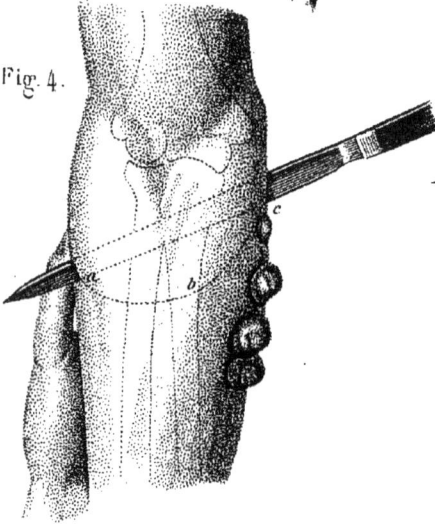

Fig. 5.

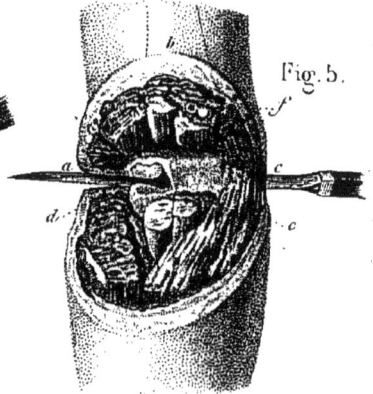

Fig. 7.

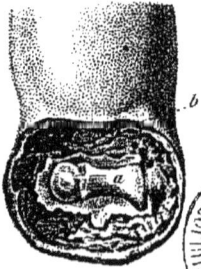

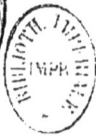

Fig. 6.

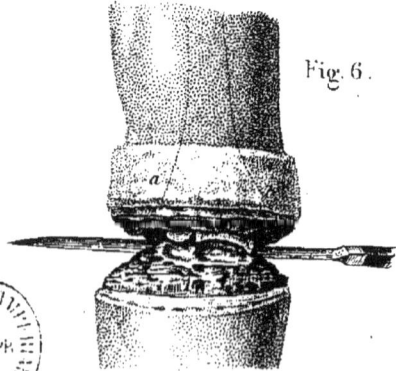

Pl. 22.

Fig. 1.

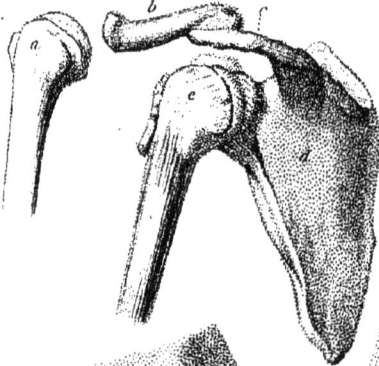

Fig. 2.

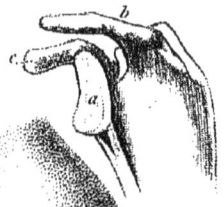

Fig. 3.

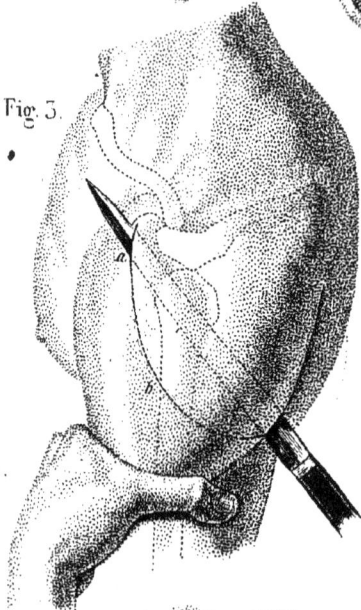

Fig. 4.

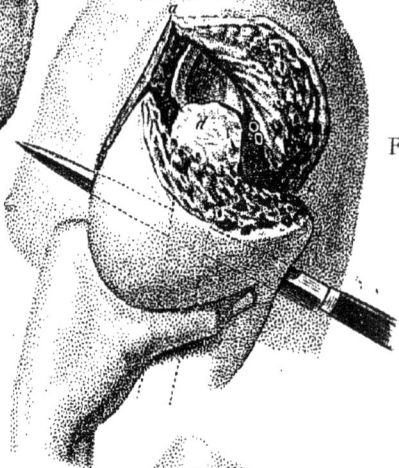

Fig. 5.

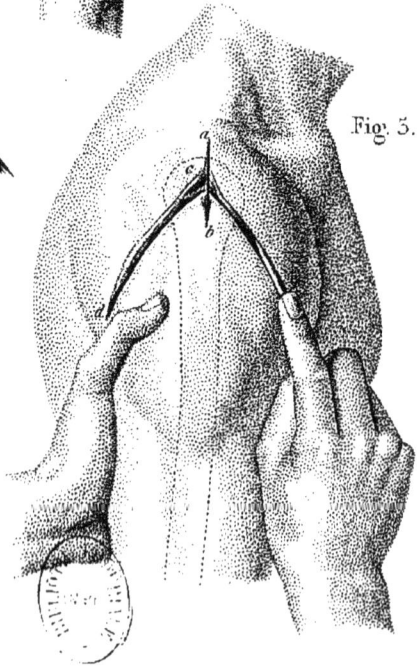

Fig. 6.

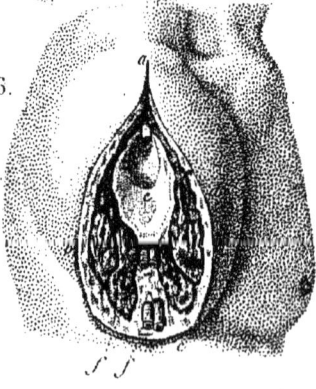

Pl. 23.

Fig. 1.

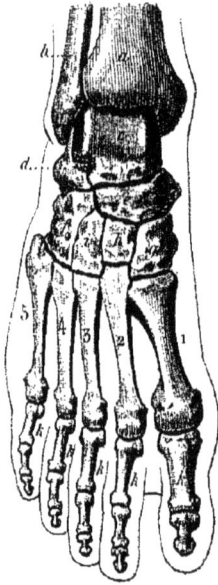

Fig. 3.

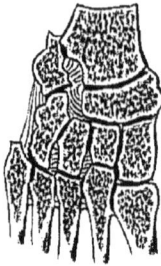

Fig. 2.

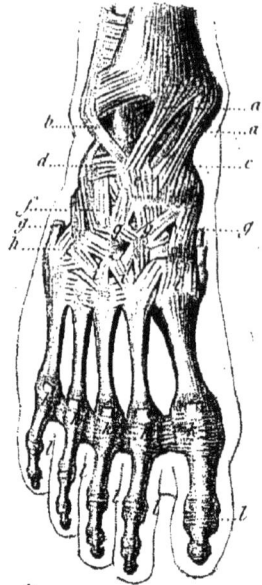

Fig. 4.

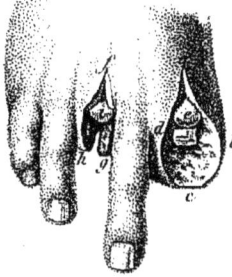

Fig. 6.

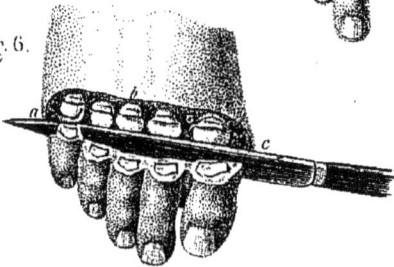

Fig. 5.

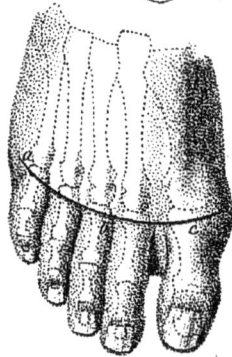

Fig. 9.

Fig. 7.

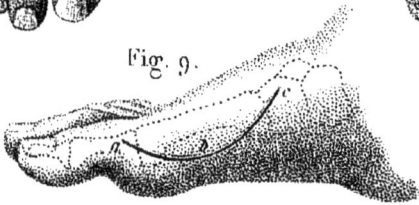

Fig. 8.

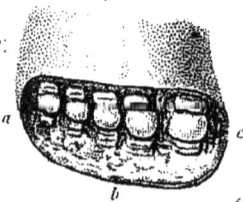

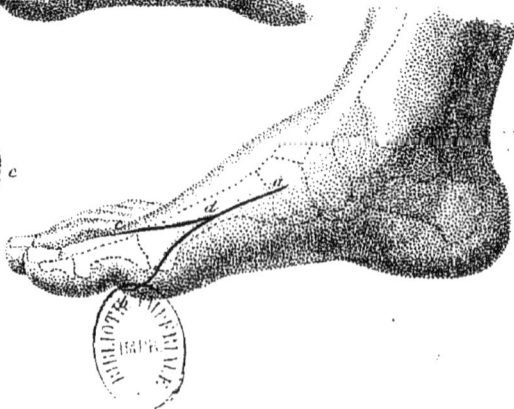

Pl. 24.

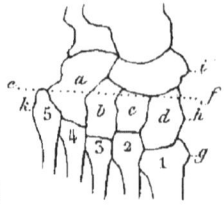

Fig. 1.

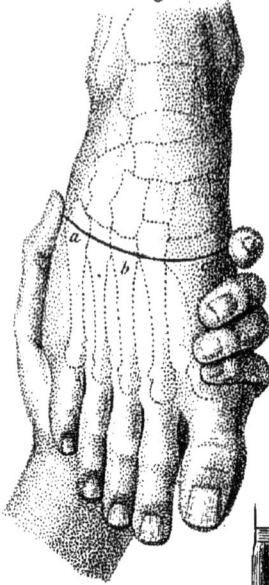

Fig. 1bis.

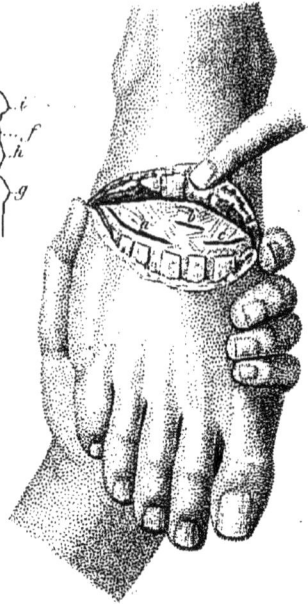

Fig. 2.

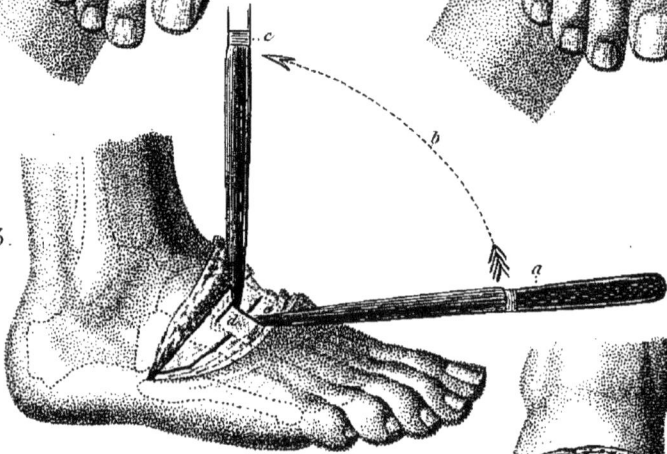

Fig. 3.

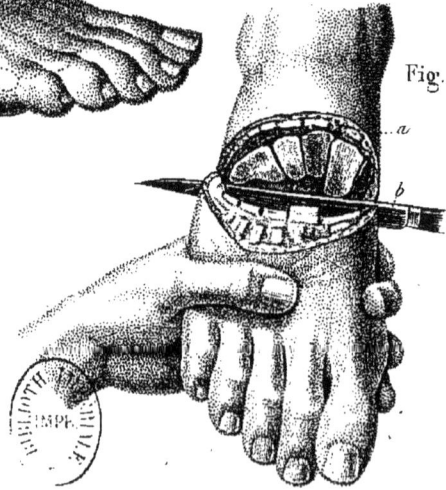

Fig. 4.

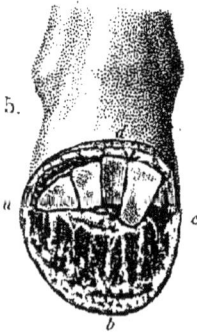

Fig. 5.

Pl. 30

Pl. 25.

Fig. 1.

Fig. 2.

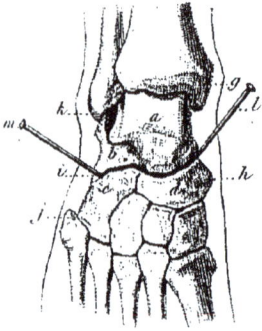

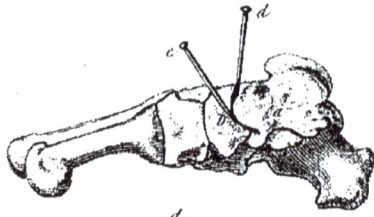

Fig. 3.

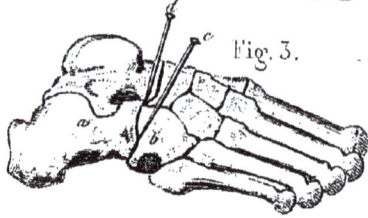

Fig. 4.

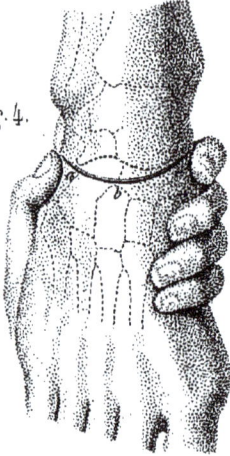

Fig. 5.

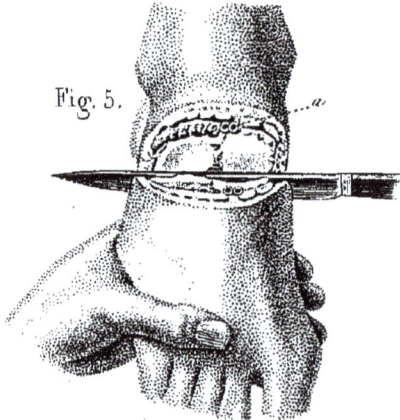

Fig. 6.

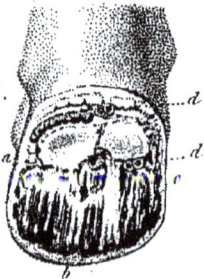

Fig. 7.

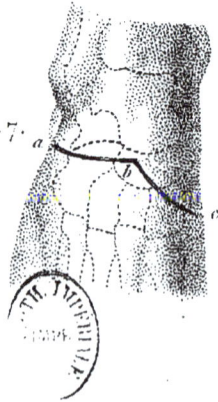

Pl. 26.

Fig. 3.

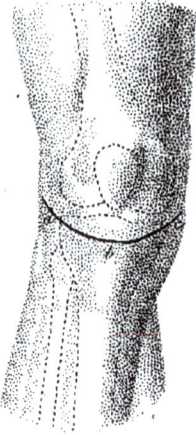

Fig. 1.

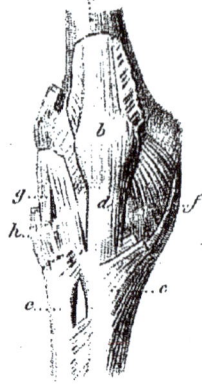

Fig. 5.

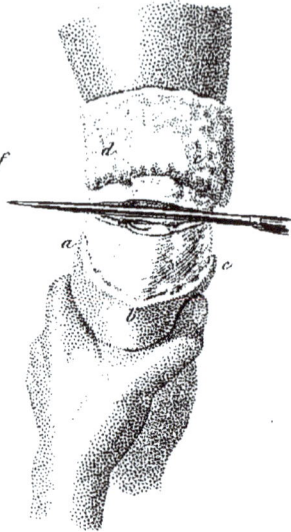

Fig. 2.

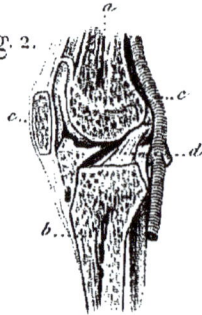

Fig. 4.

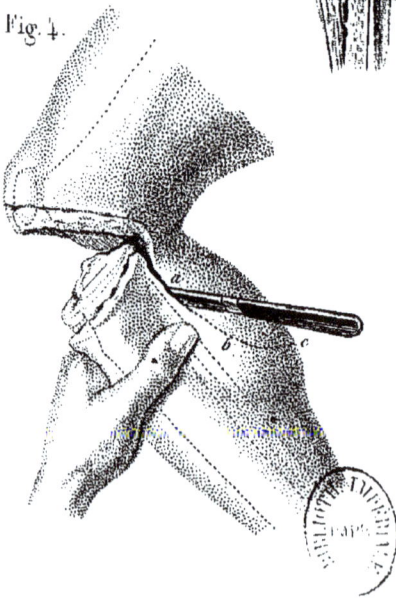

Fig. 6.

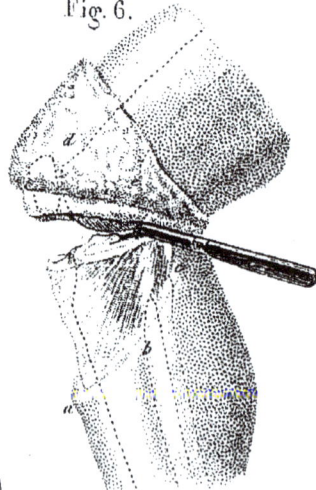

Pl. 27.

Fig. 1.

Fig. 2.

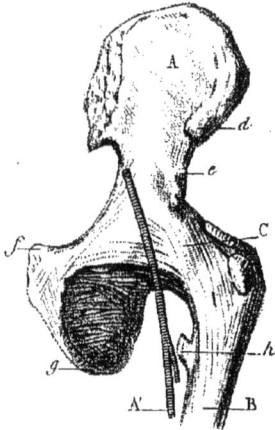

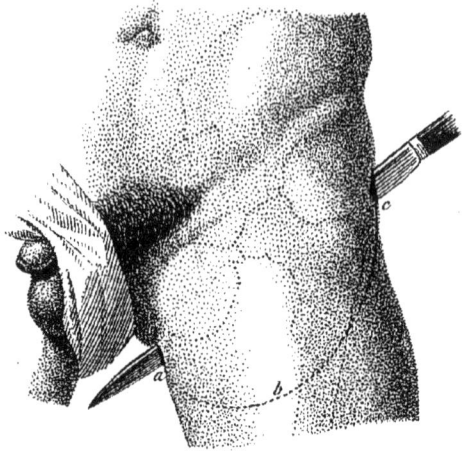

Fig. 3.

Fig. 5.

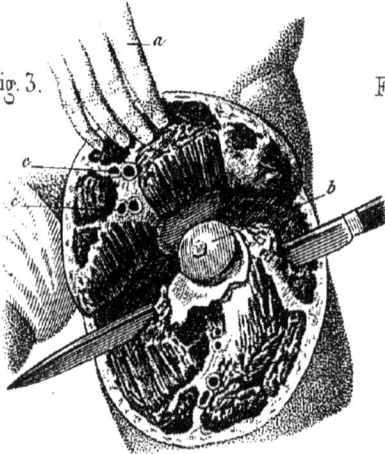

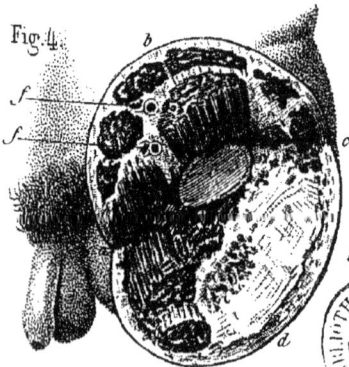

Fig. 4.

Fig. 6.

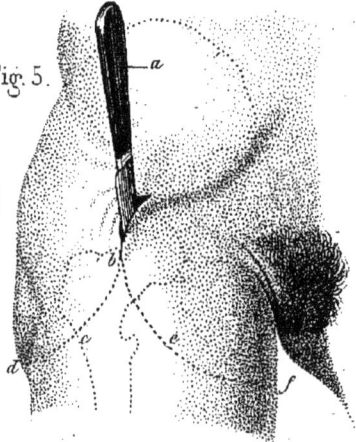

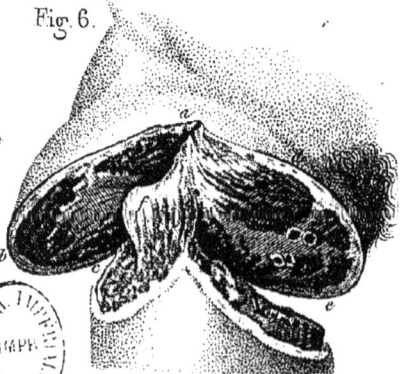

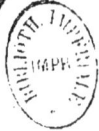

Pl. 28.

Fig. 3.

Fig. 2.

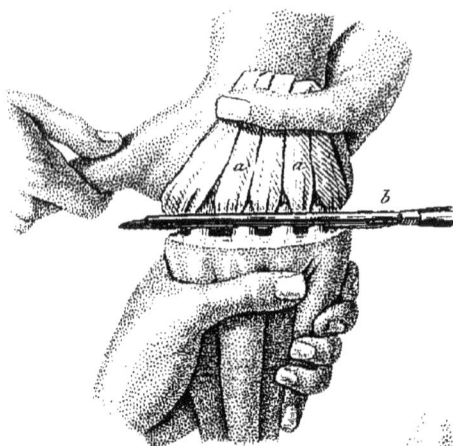

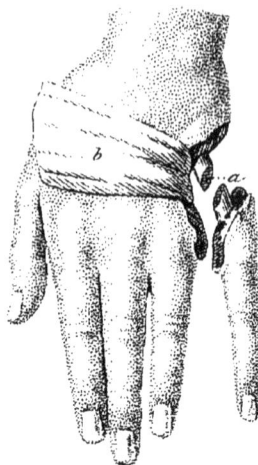

Fig. 1.

Fig. 4.

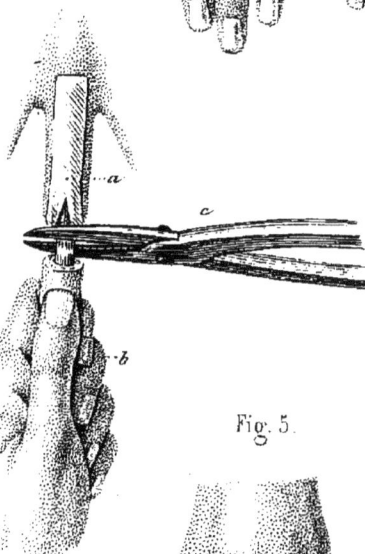

Fig. 5.

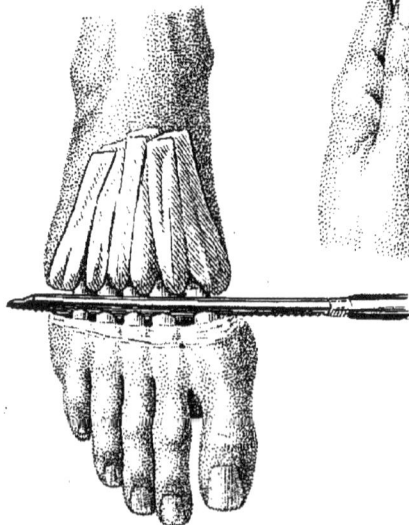

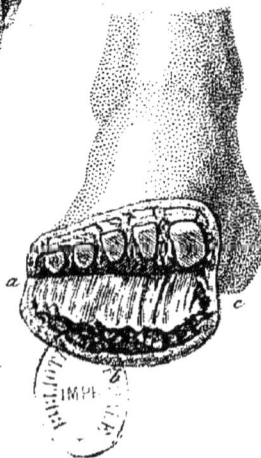

Pl. 29.

Fig. 3.

Fig. 4.

Fig. 5.

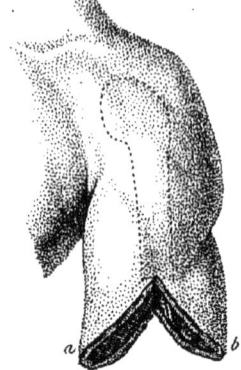

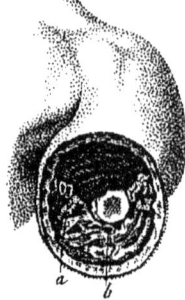

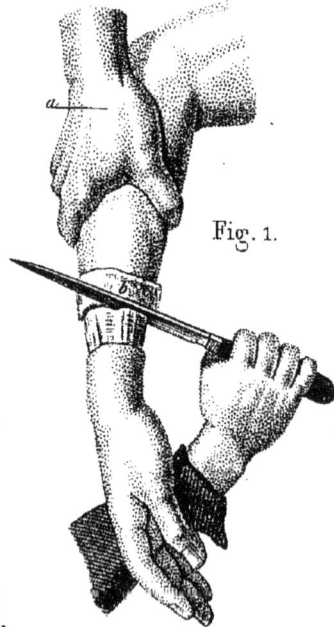

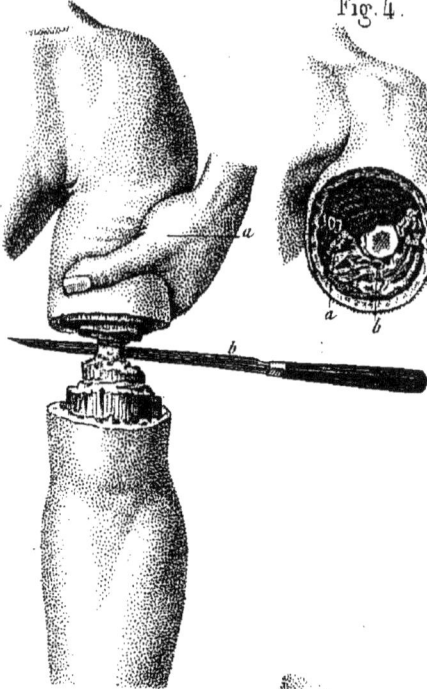

Fig. 1.

Fig. 2.

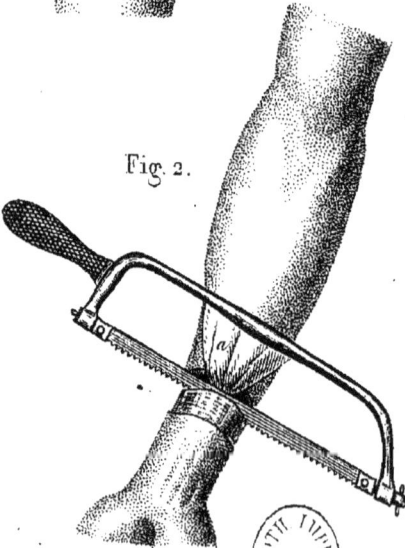

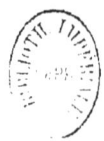

Pl. 30.

Fig. 1.

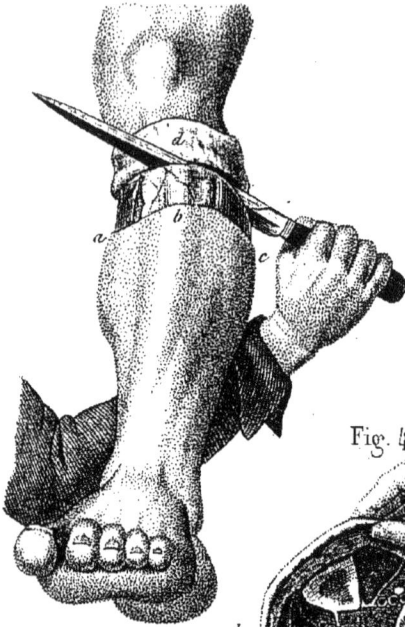

Fig. 2.

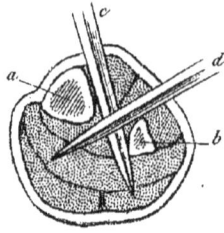

Fig. 2 bis

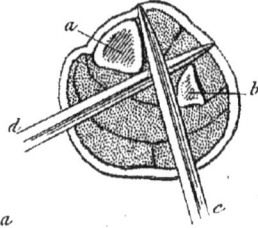

Fig. 4.

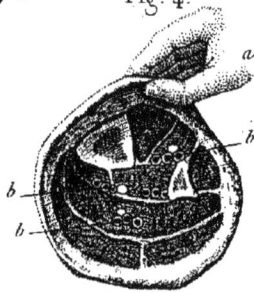

Fig. 3.

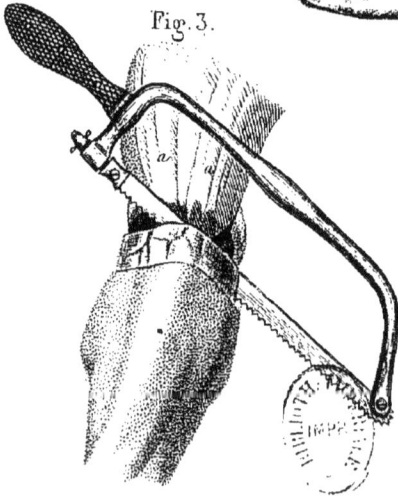

Fig. 5.

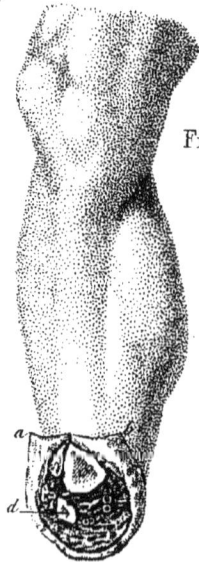

Pl. 31.

Fig. 1.

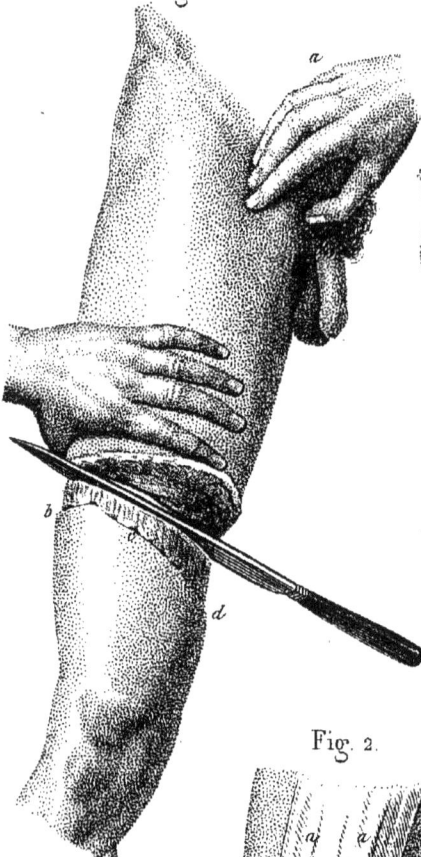

Fig. 4.

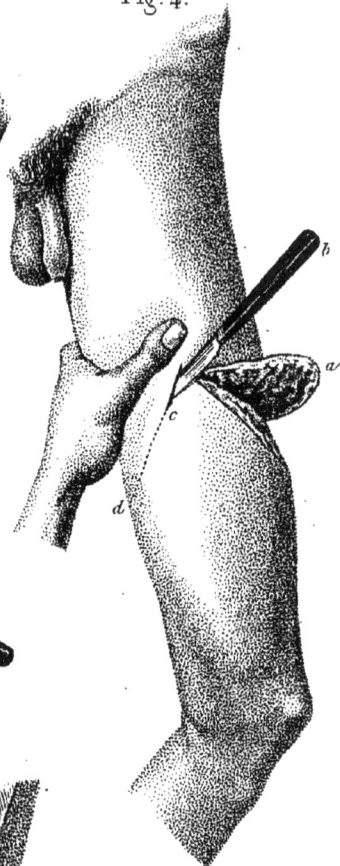

Fig. 2.

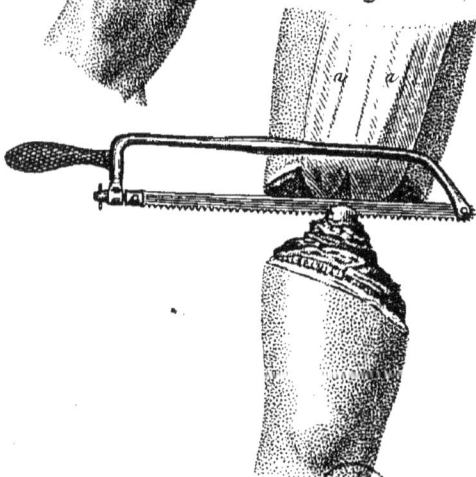

Fig. 3.

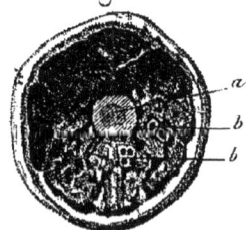

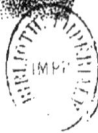

Pl. 32.

Fig. 1.

Fig. 4.

Fig. 2.

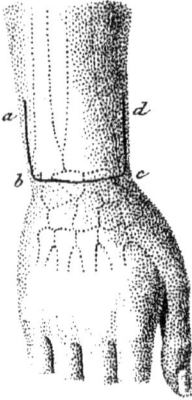

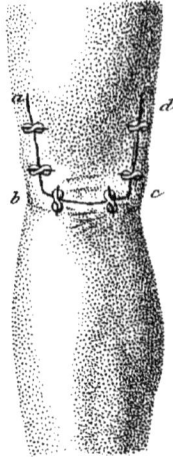

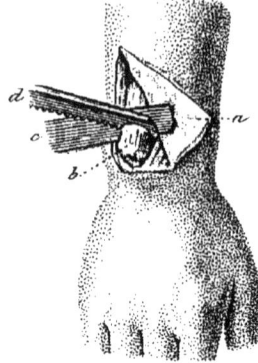

Fig. 5.

Fig. 3.

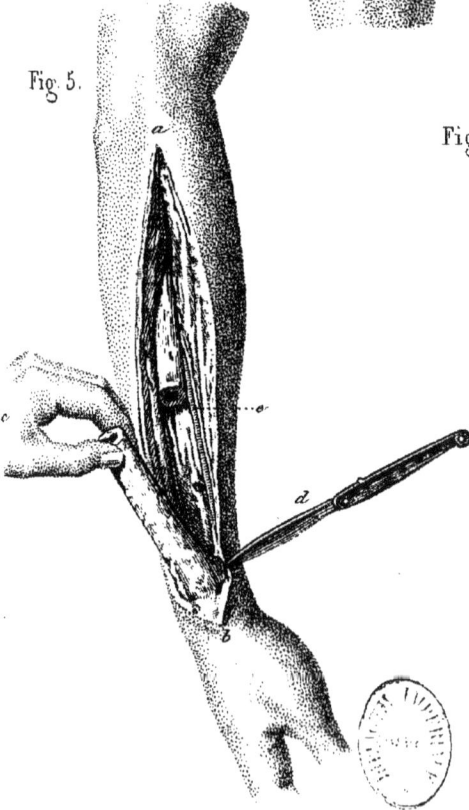

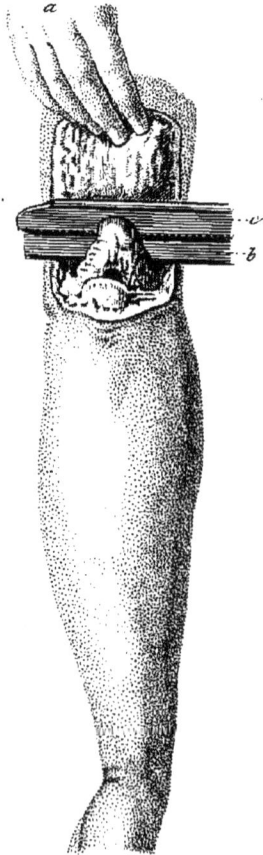

Pl. 33.

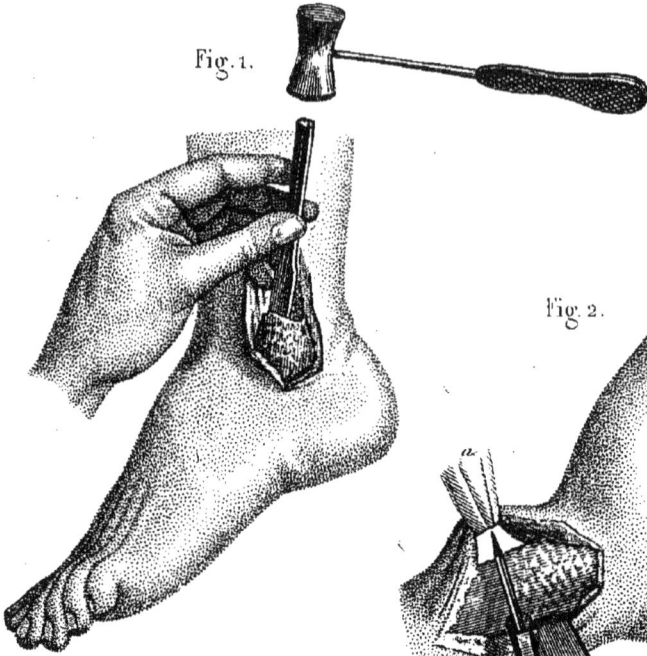

Fig. 1.

Fig. 2.

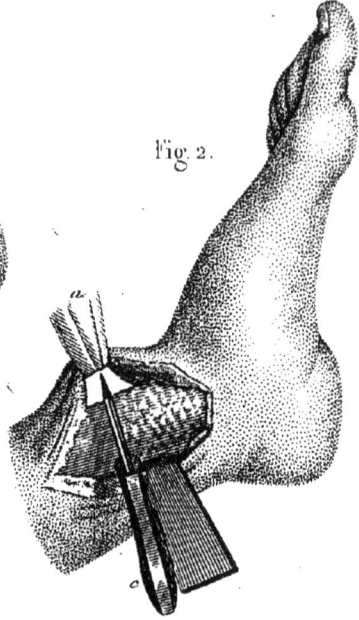

Fig. 3.

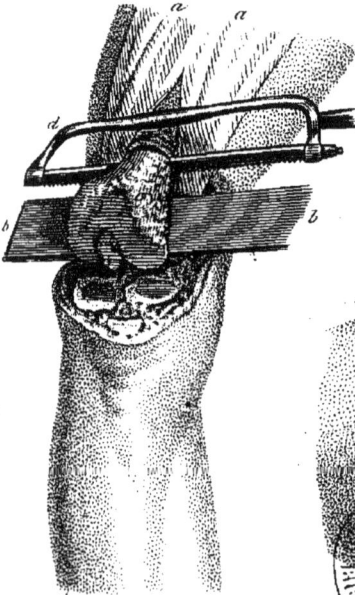

Fig. 4.

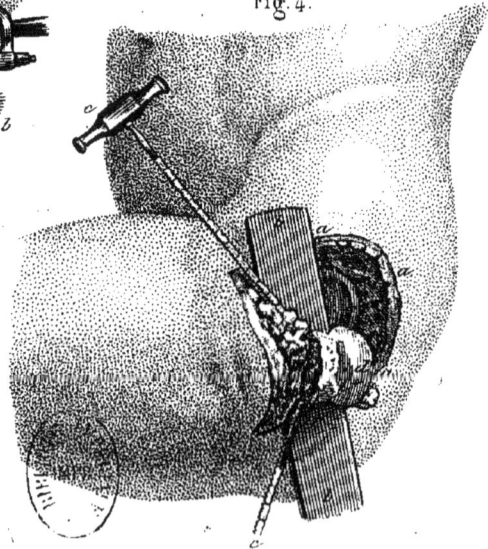

Pl. 34.

Fig. 1.

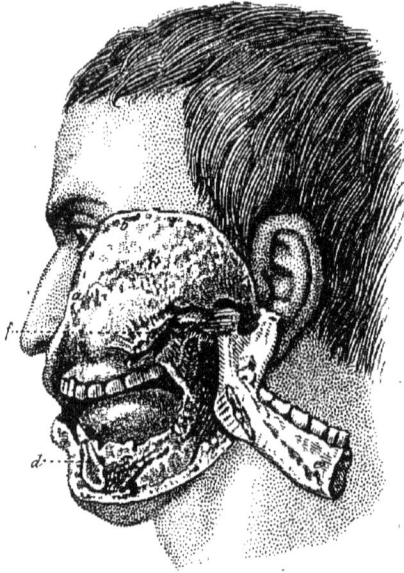

Fig. 2.

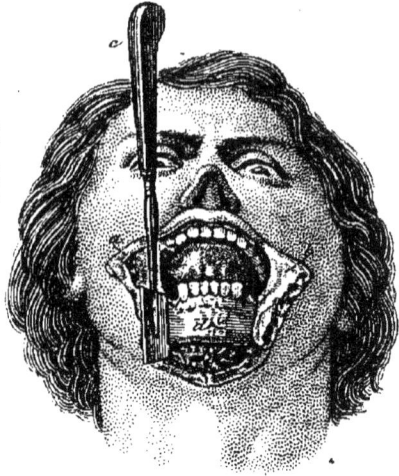

Fig. 3.

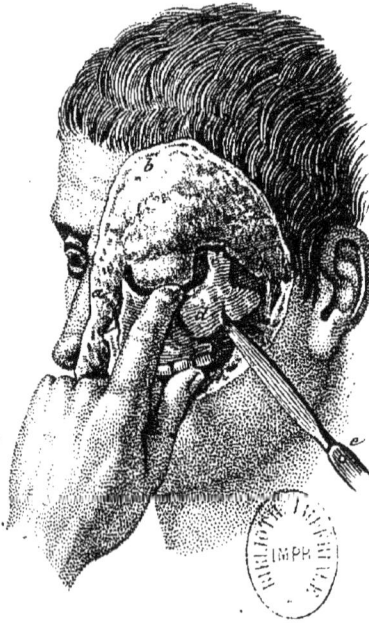

Fig. 4.

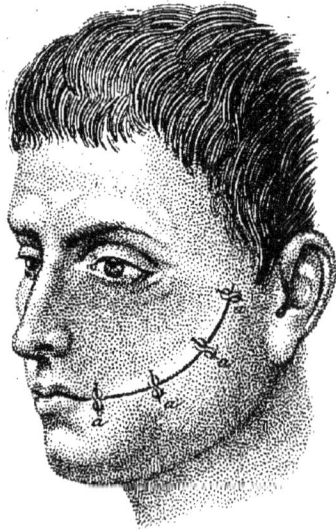

Pl. 35.

Fig. 1.

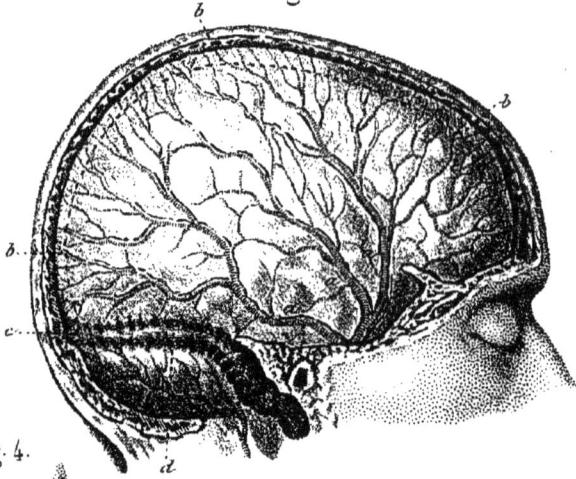

Fig. 4.

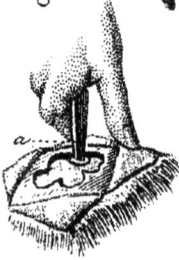

Fig. 3.

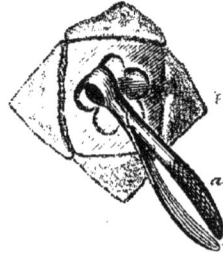

Fig. 2.

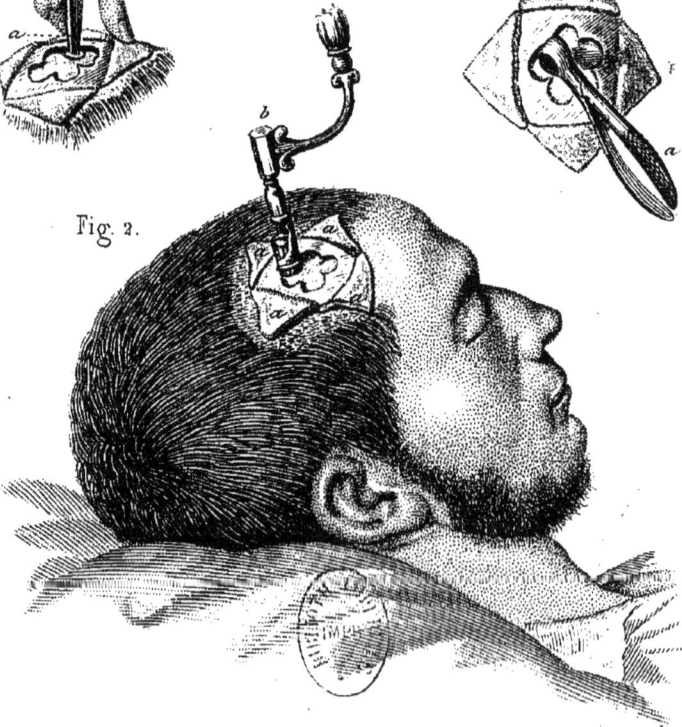

Pl. 36.

Fig. 1.

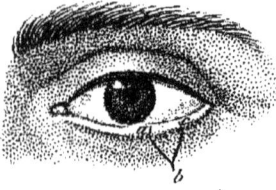

Fig. 2.

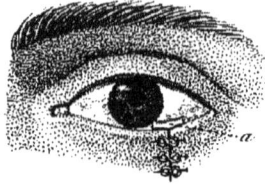

Fig. 3.

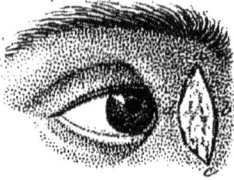

Fig. 4.

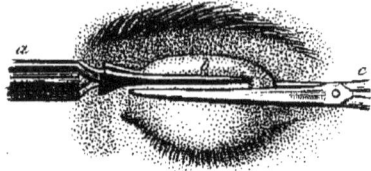

Fig. 5.

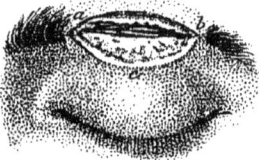

Fig. 5 bis

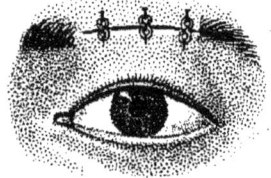

Fig. 6.

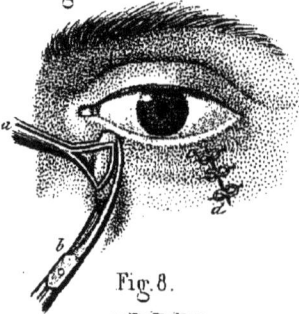

Fig. 7.

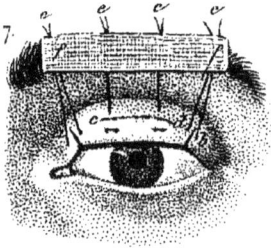

Fig. 8.

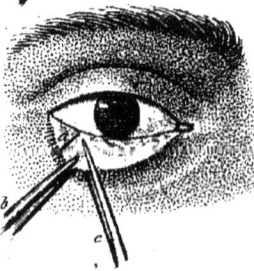

Fig. 9.

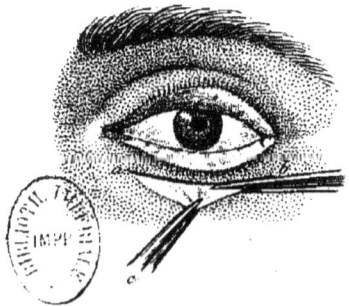

Pl. 37.

Fig. 1.

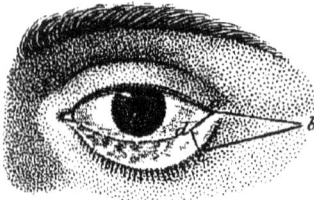

Fig. 2.

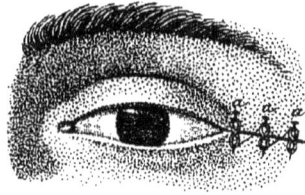

Fig. 3.

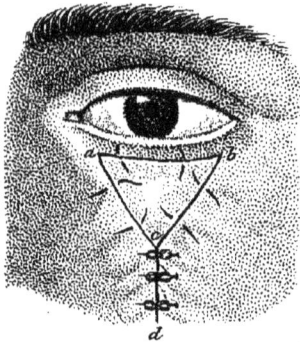

Fig. 4.

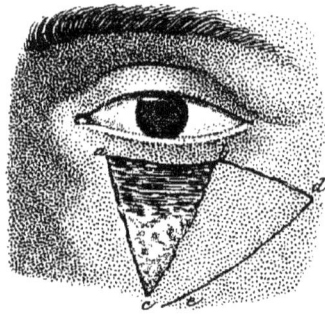

Fig. 5.

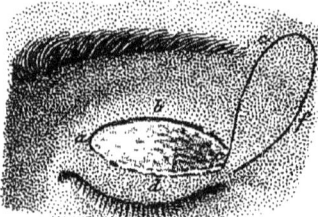

Fig. 6.

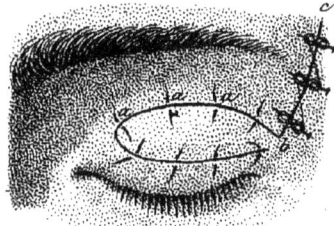

Fig. 7.

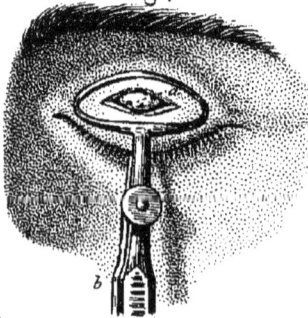

Fig. 8.

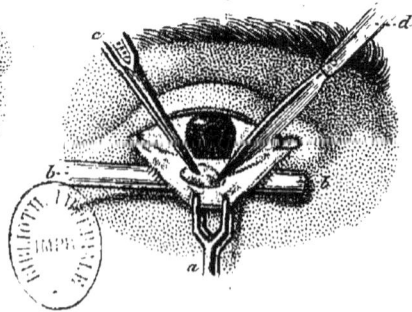

Pl. 38.

Fig. 1

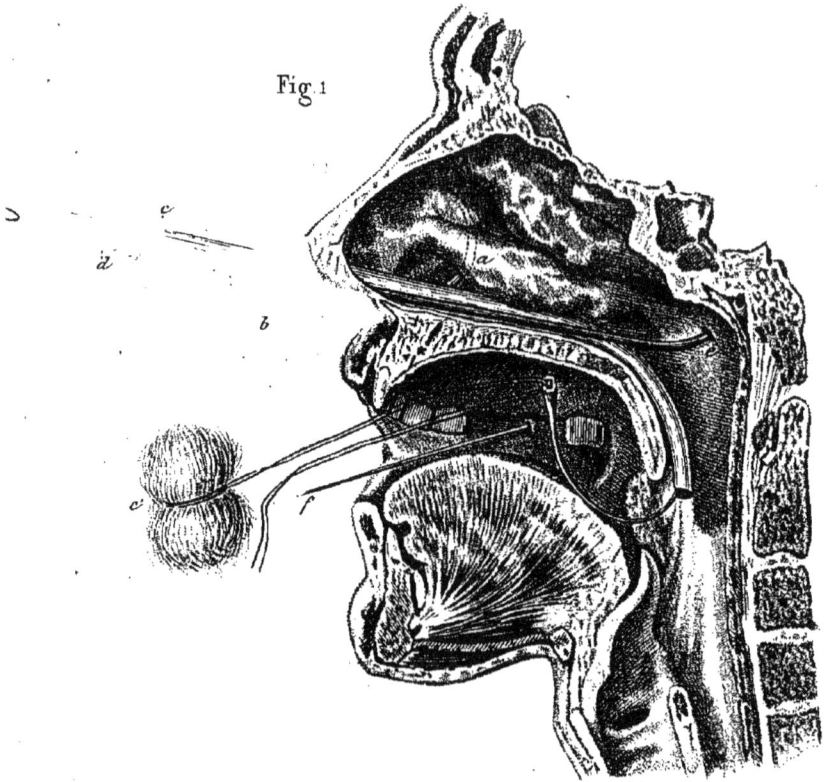

Fig. 2.

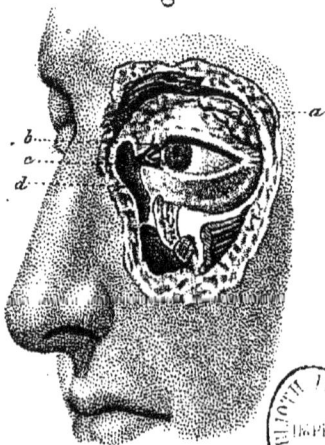

Fig. 3.

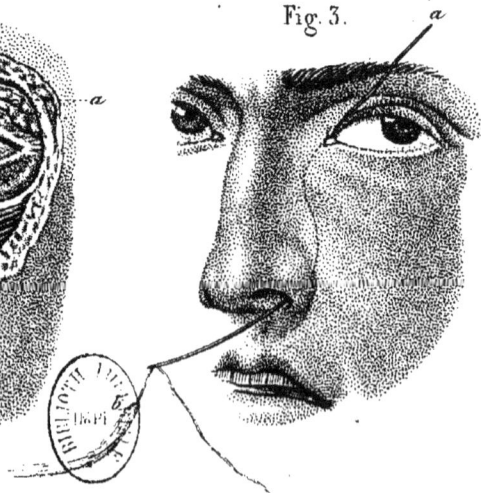

Pl. 39.

Fig. 1.

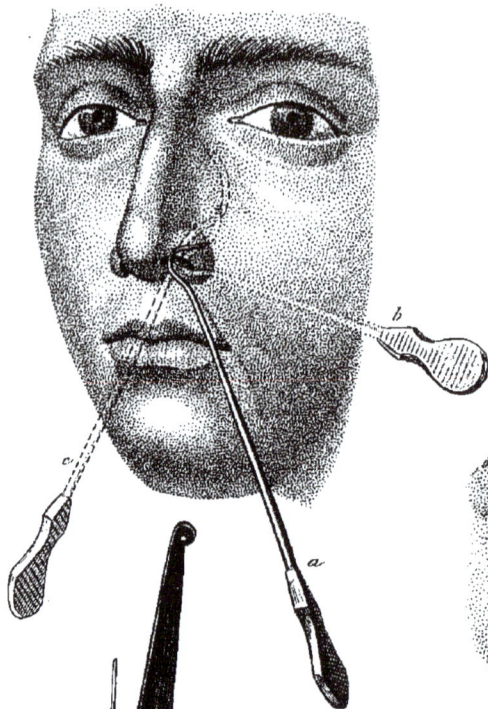

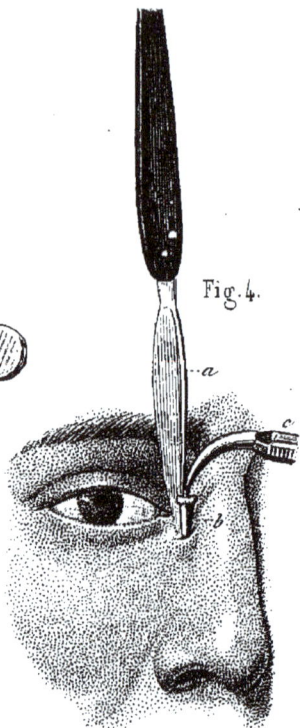

Fig. 4.

Fig. 2.

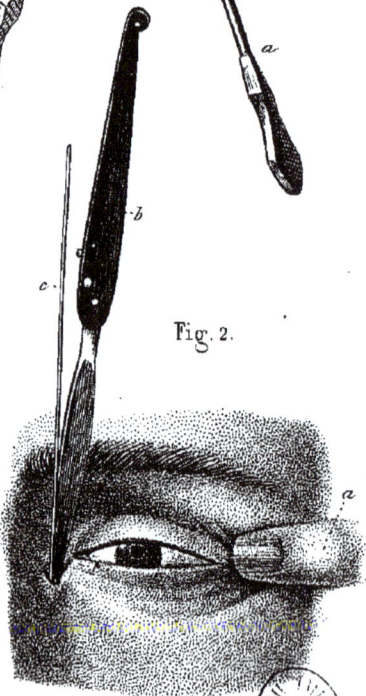

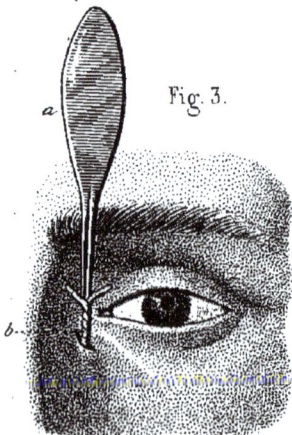

Fig. 3.

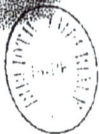

Pl. 40.

Fig. 1.

Fig. 2.

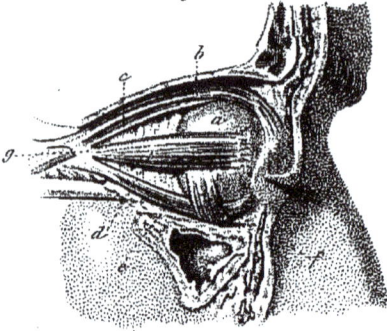

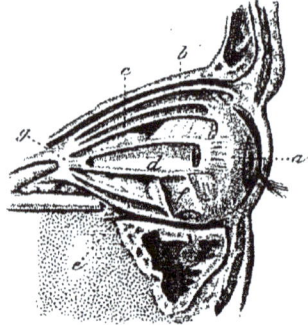

Fig. 4.

Fig. 3.

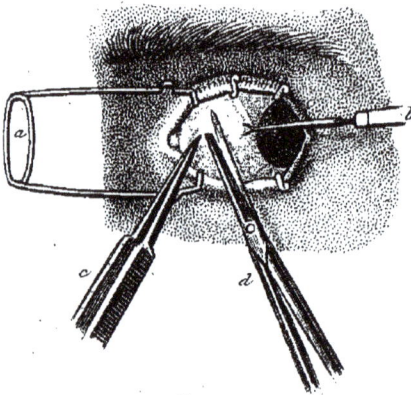

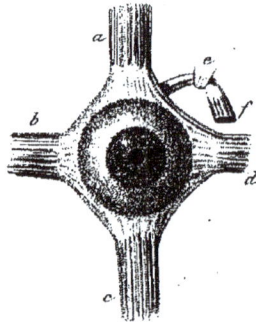

Fig. 5.

Fig. 6.

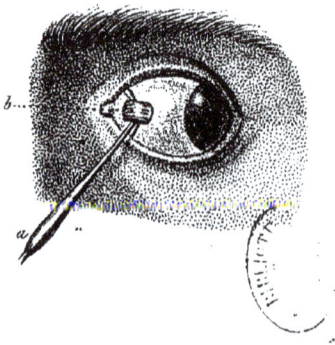

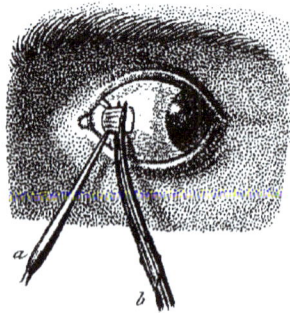

Pl. 41.

Fig. 1.

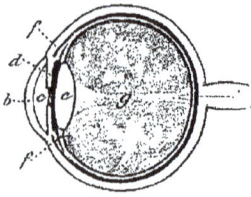

Fig. 2.

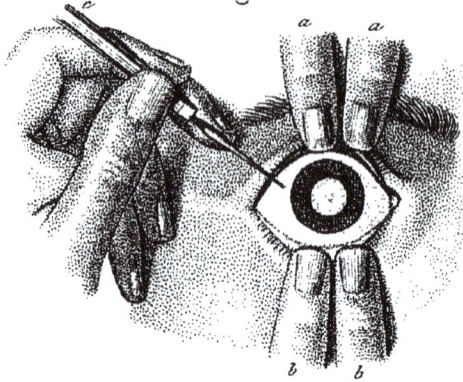

Fig. 3.

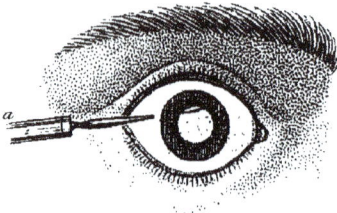

Fig. 4.

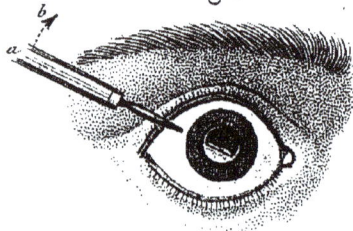

Fig. 5

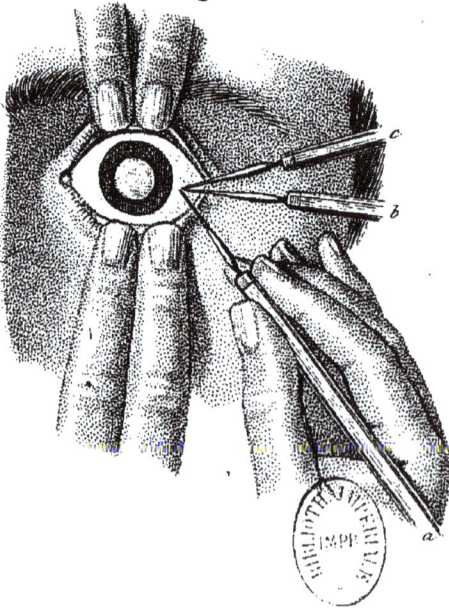

Fig. 6.

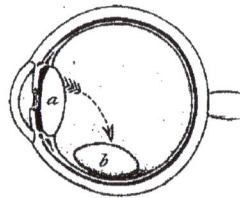

Pl. 42.

Fig. 1.

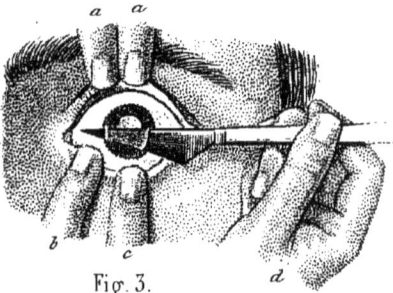

Fig. 2

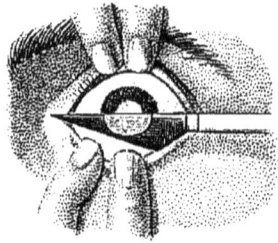

Fig. 3.

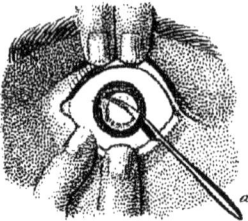

Fig. 5.

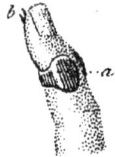

Fig. 4.

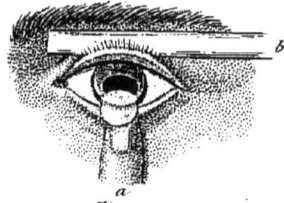

Fig. 6.

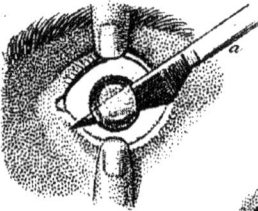

Fig. 7.

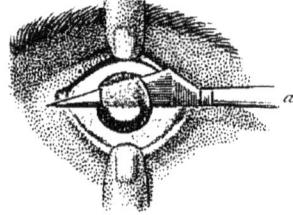

Fig. 10.

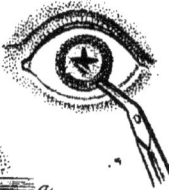

Fig. 8.

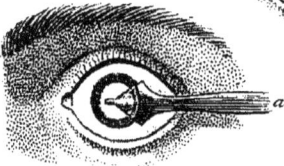

Fig. 12.

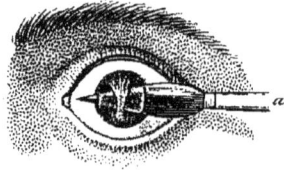

Fig. 11.

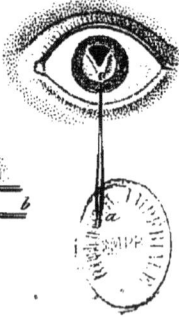

Fig. 9.

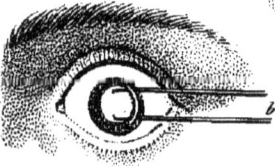

Fig. 13.

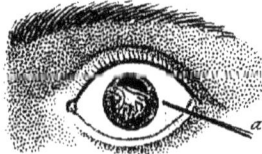

Pl. 43.

Fig. 1.

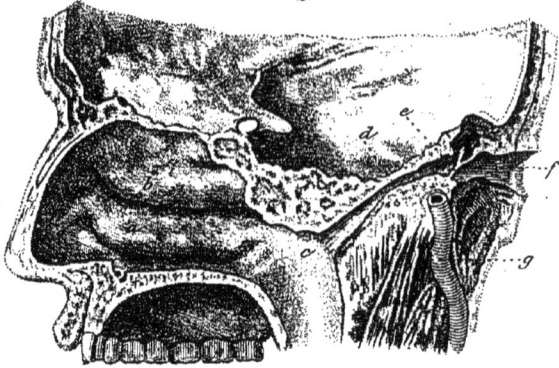

Fig. 2.

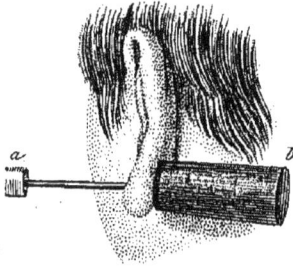

Fig. 3.

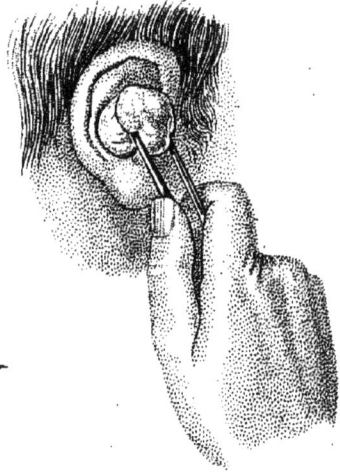

Fig. 2. bis

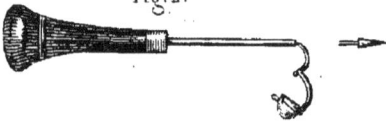

Fig. 4.

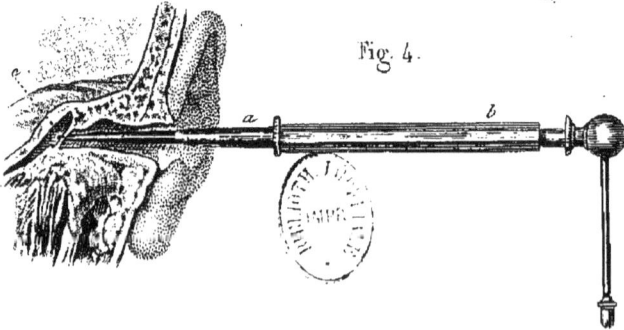

Pl. 44.

Fig. 1.

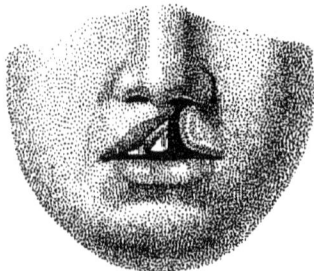

Fig. 2.

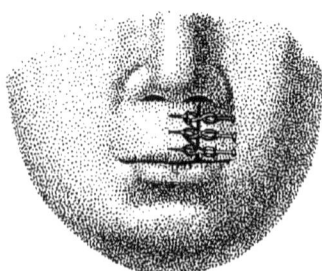

Fig. 3.

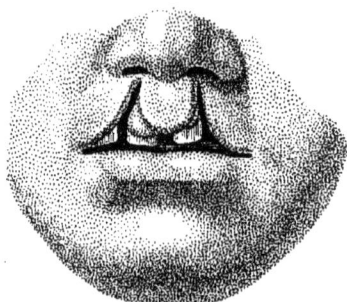

Fig. 4.

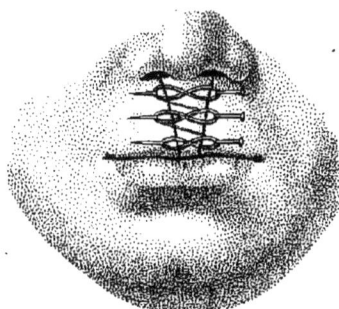

Fig. 5.

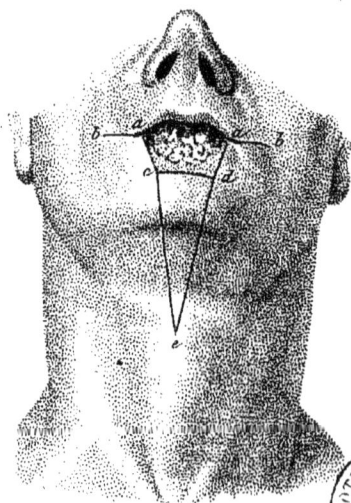

Fig. 6.

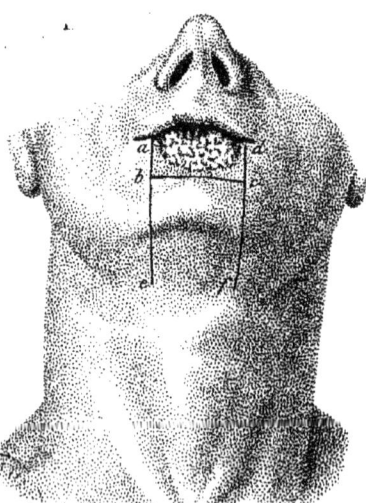

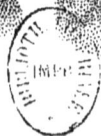

Pl. 45

Fig 1.

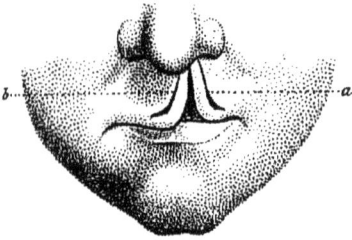

Fig. 2.

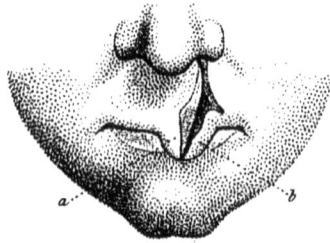

Fig. 3

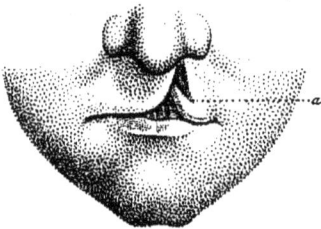

Fig 4

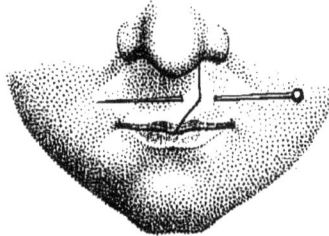

Fig 5

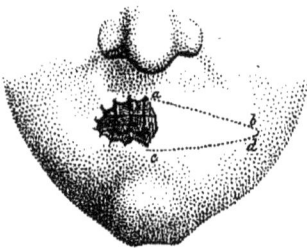

Fig. 6.

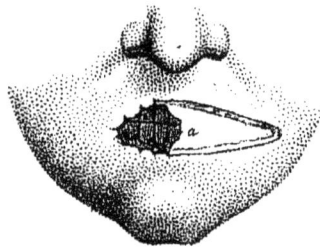

Fig 7.

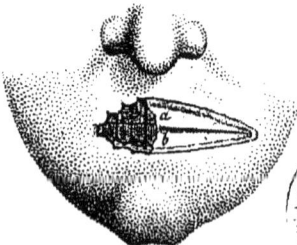

Fig. 8

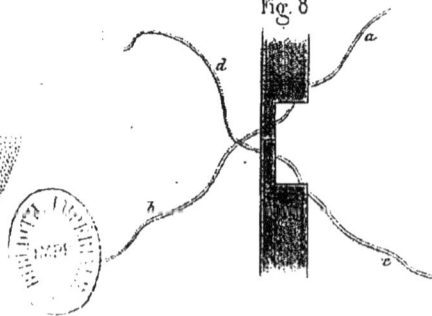

Pl. 46

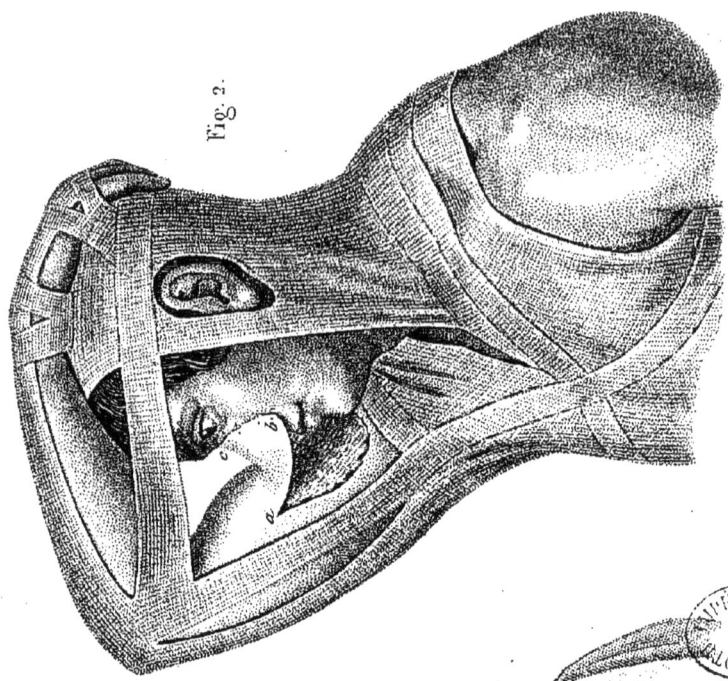

Fig. 2.

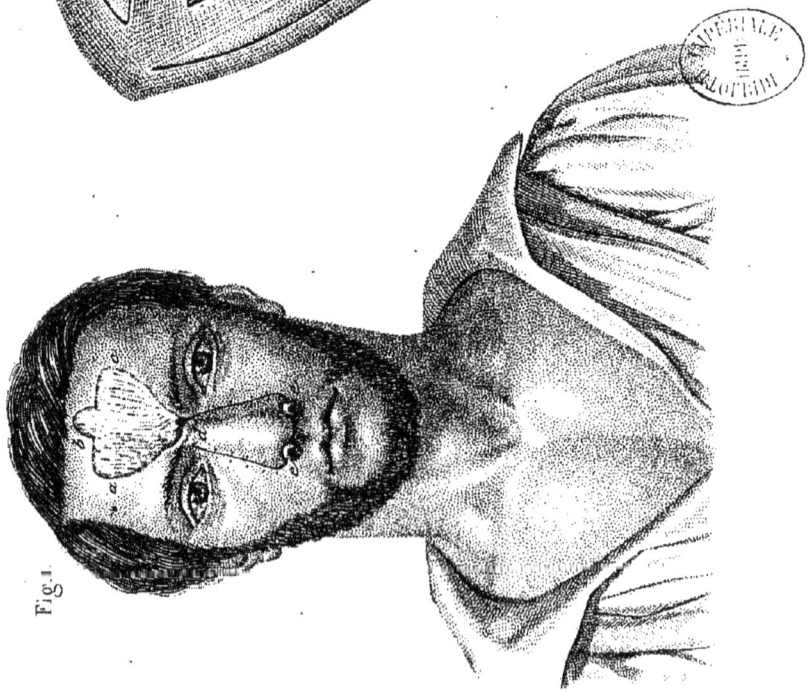

Fig. 1.

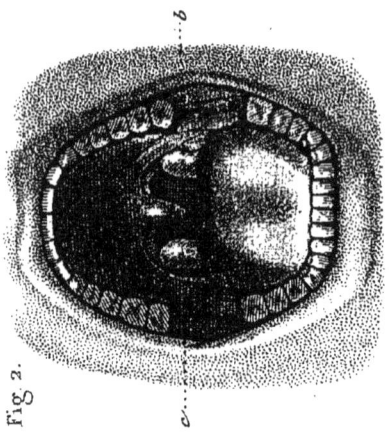

Fig. 2.

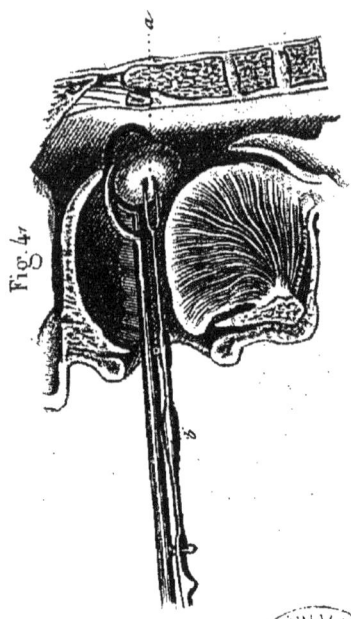

Fig. 4.

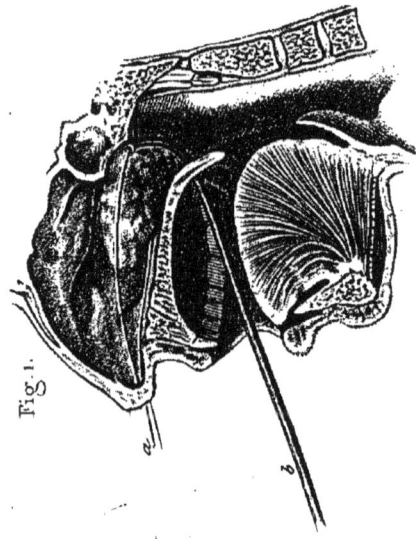

Fig. 1.

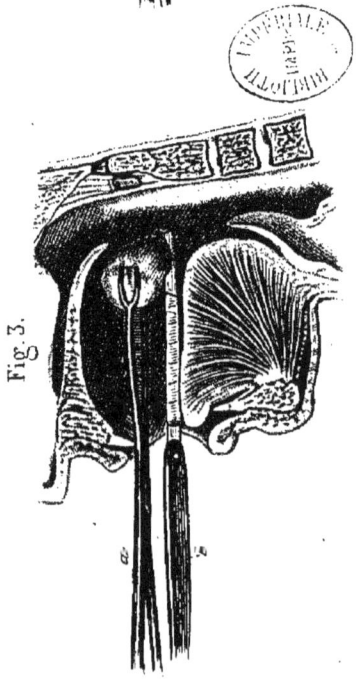

Fig. 3.

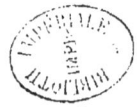

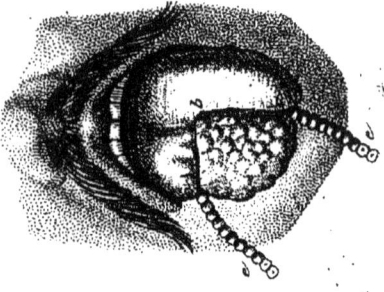

Fig. 4.

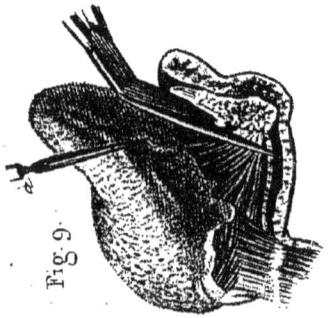

Fig. 9.

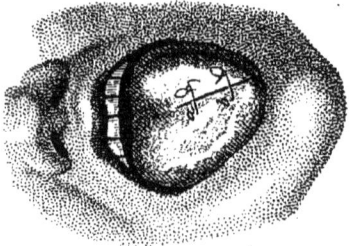

Fig. 3.

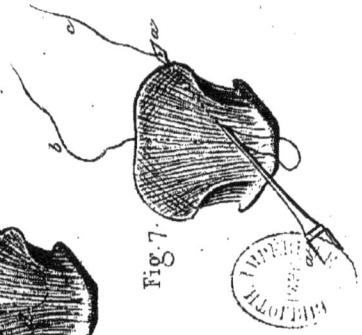

Fig. 7.

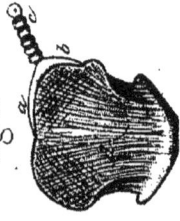

Fig. 8.

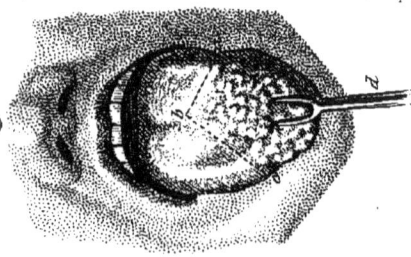

Fig. 2.

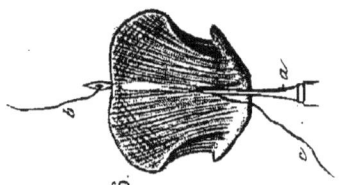

Fig. 6.

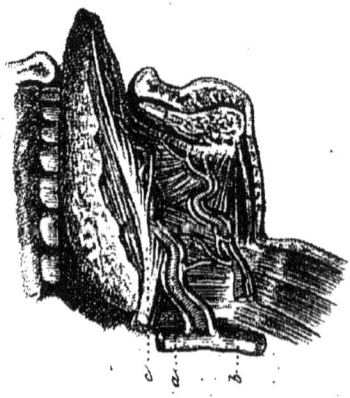

Fig. 1.

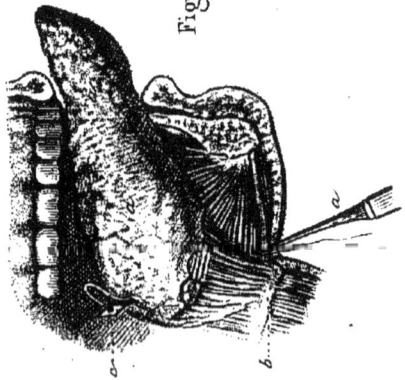

Fig. 5.

Pl. 49

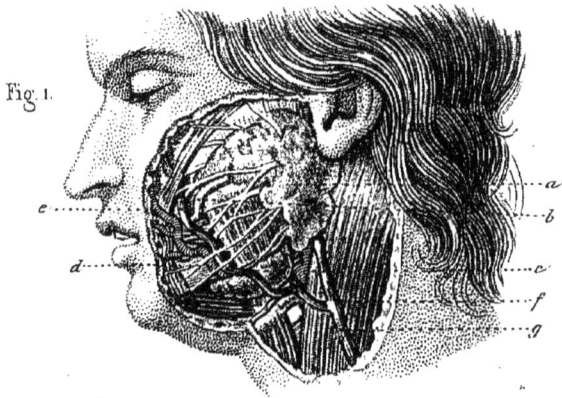

Fig. 1.

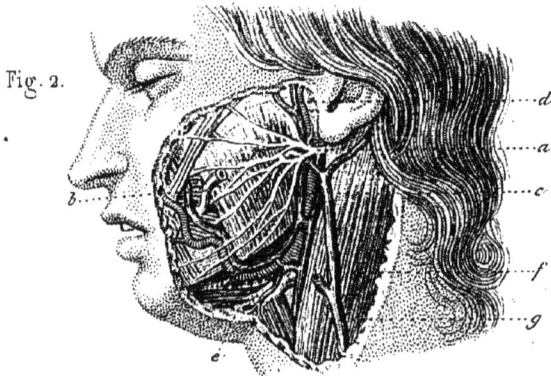

Fig. 2.

Fig. 3.

Fig. 4.

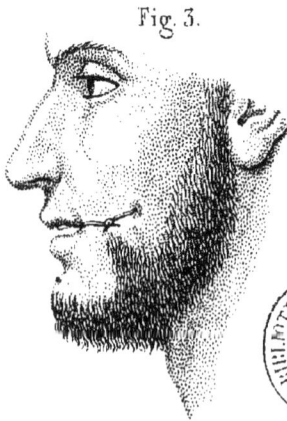

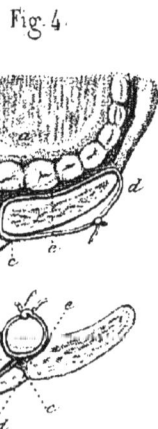

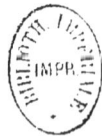

Fig. 5.

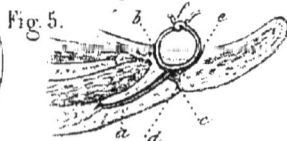

Pl. 50

Fig. 1.

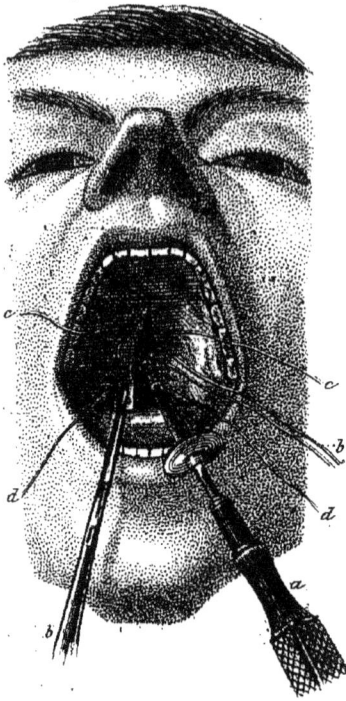

Fig. 2.

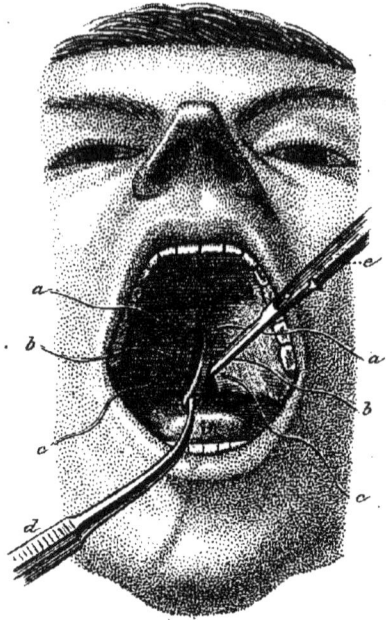

Fig. 3.

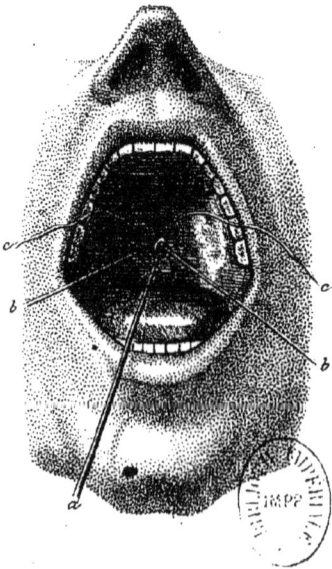

Fig. 4.

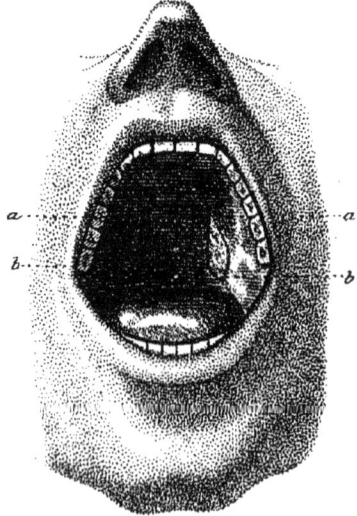

Pl. 51

Fig. 1.

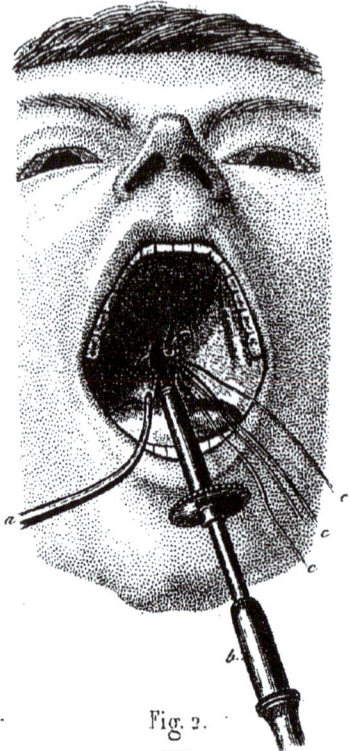

Fig. 3.

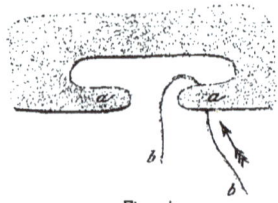

Fig. 4

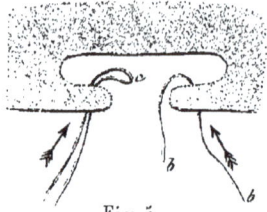

Fig. 5.

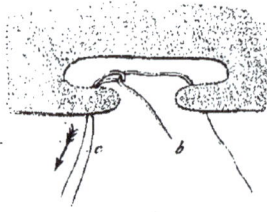

Fig. 2.

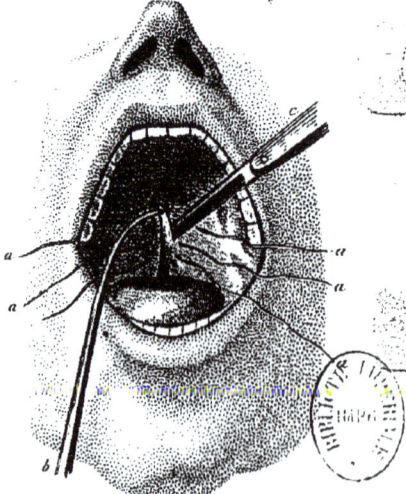

Fig. 6.

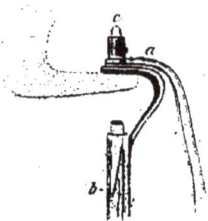

Fig. 7.

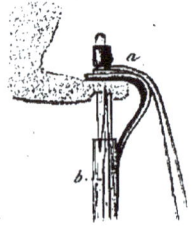

Fig. 8.

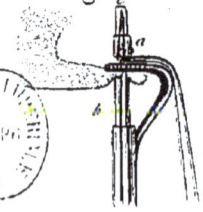

Fig. 9.

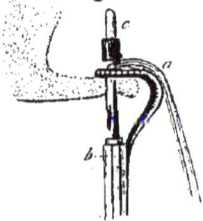

Pl. 52

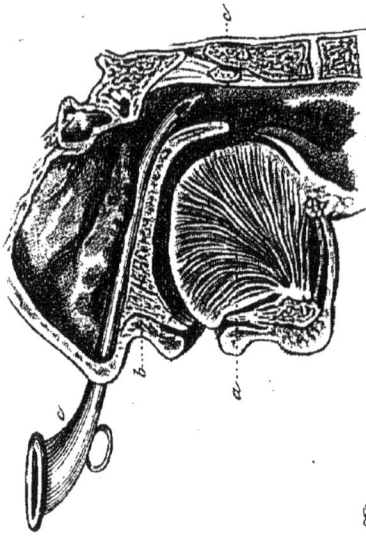

Fig. 1.

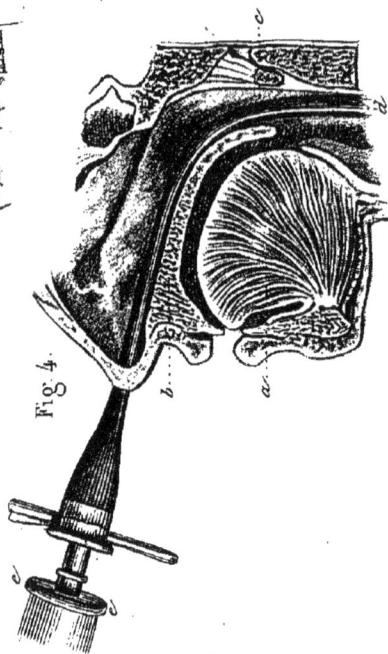

Fig. 2.

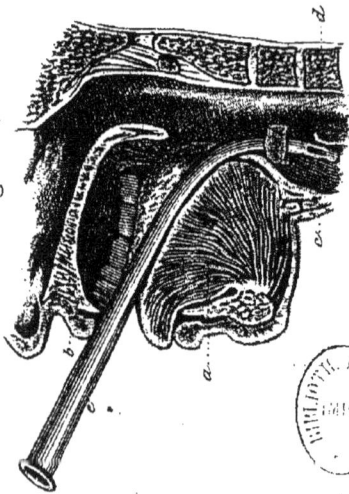

Fig. 3.

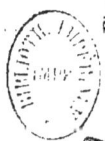

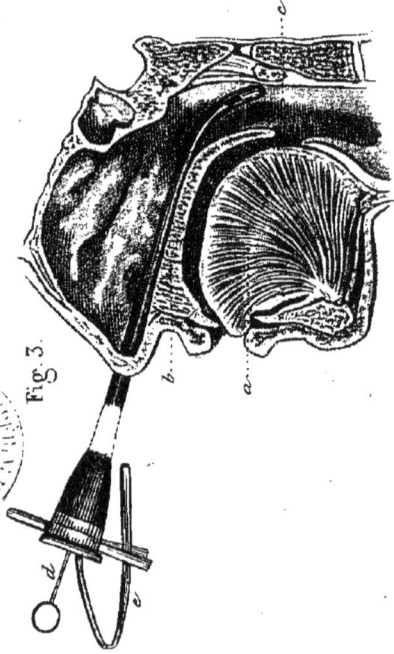

Fig. 4.

Pl. 53

Fig. 1.

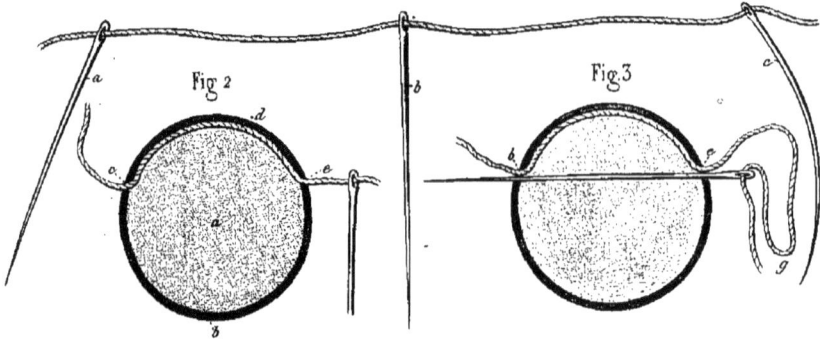

Fig 2

Fig. 3

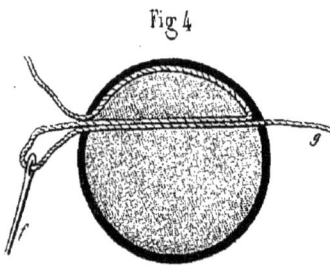

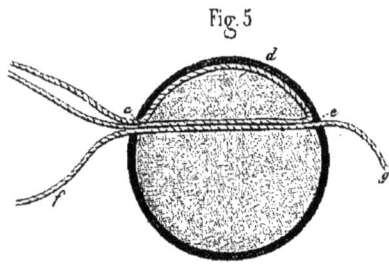

Fig 4

Fig. 5

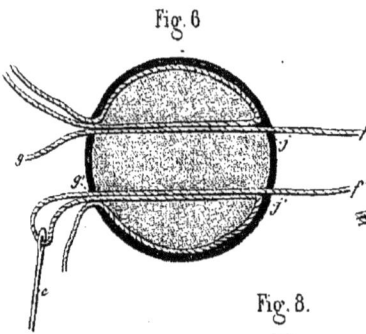

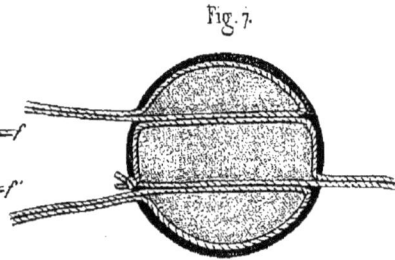

Fig. 6

Fig. 7.

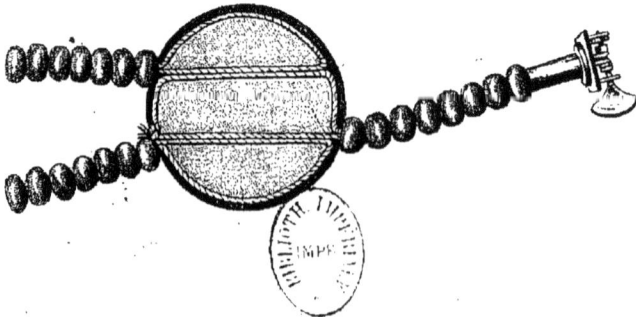

Fig. 8.

Pl. 54

Fig. 1.

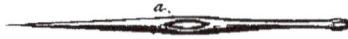

Fig. 2.

Fig. 3

Fig. 4.

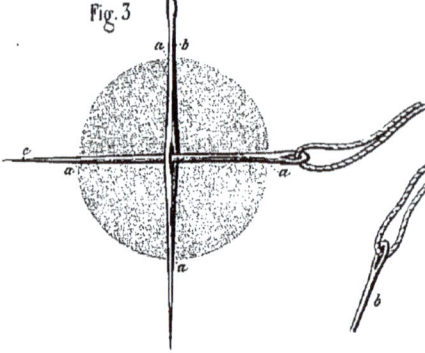

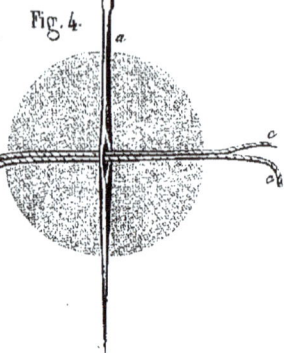

Fig. 5.

Fig. 6.

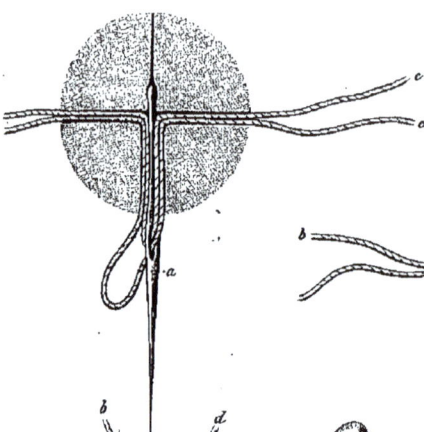

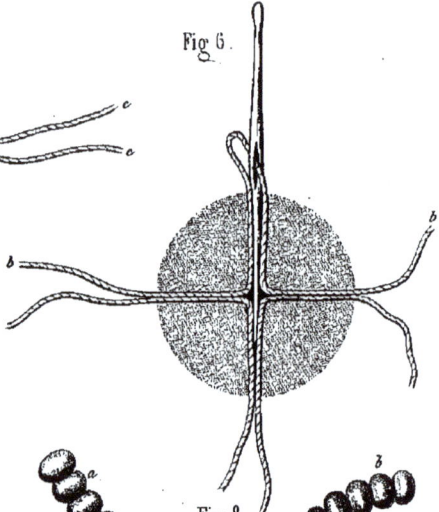

Fig. 7

Fig. 8

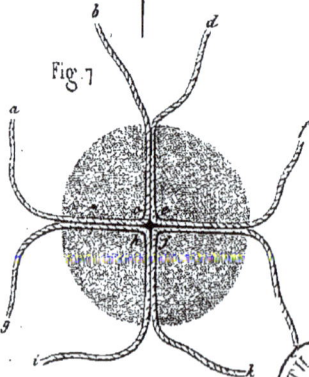

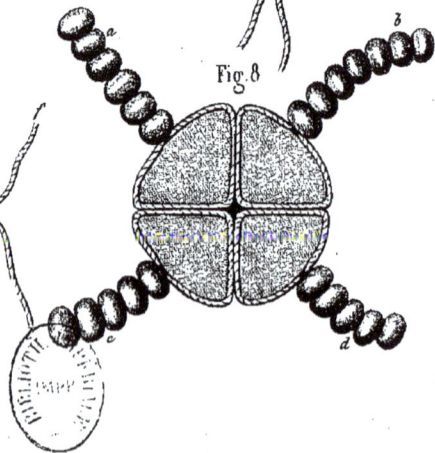

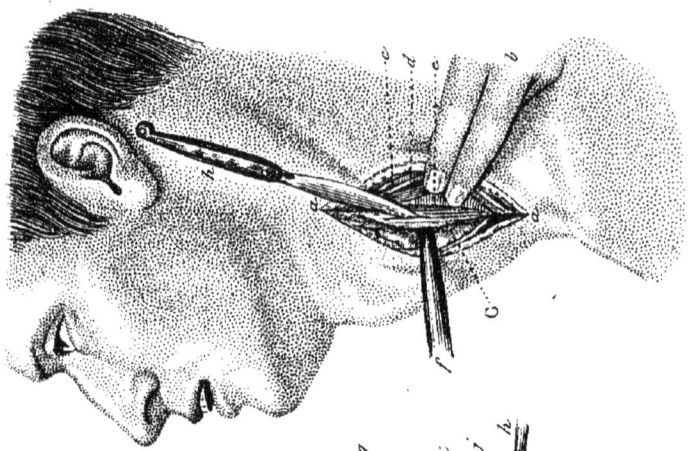

Fig. 3.

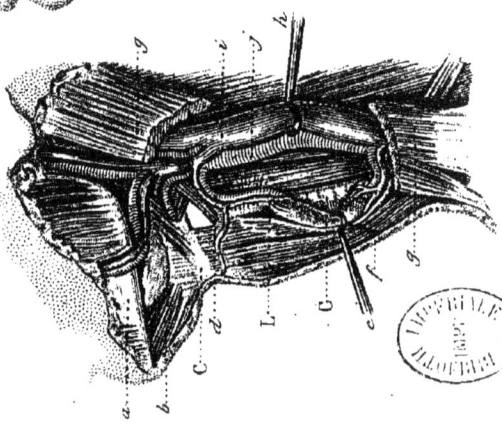
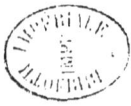

Fig. 2.

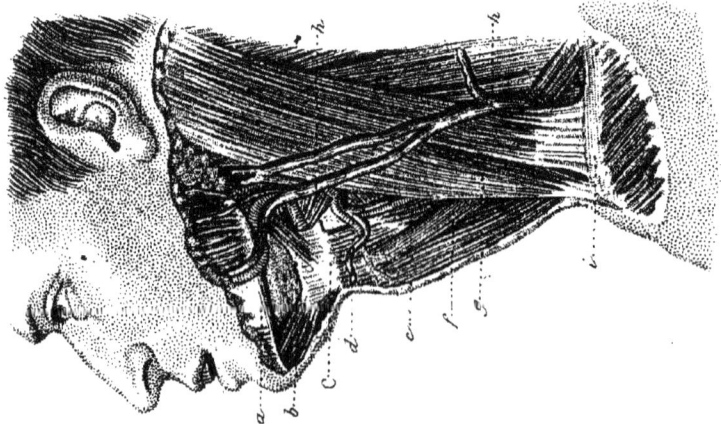

Fig. 1.

Pl. 56

Fig. 1.

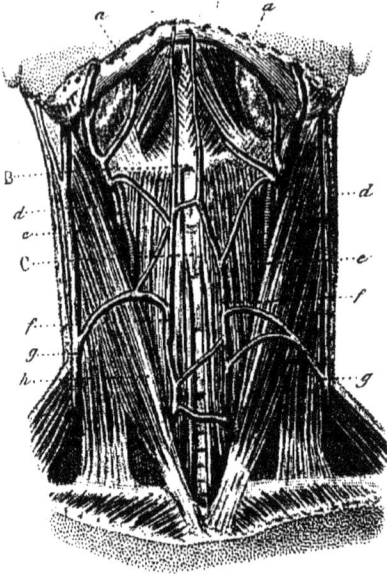

Fig. 2.

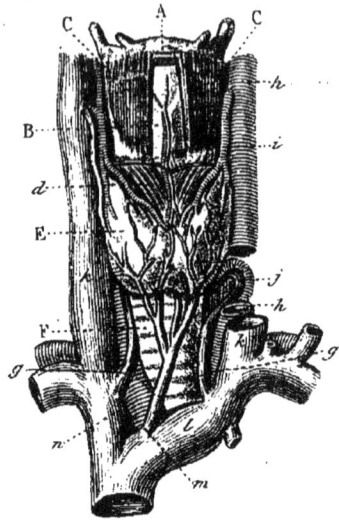

Fig. 3.

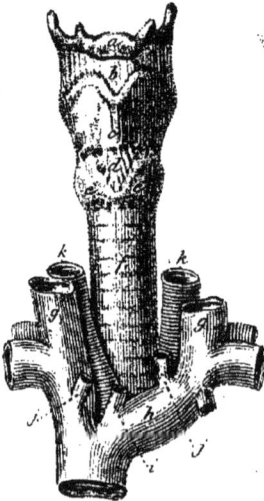

Fig. 4.

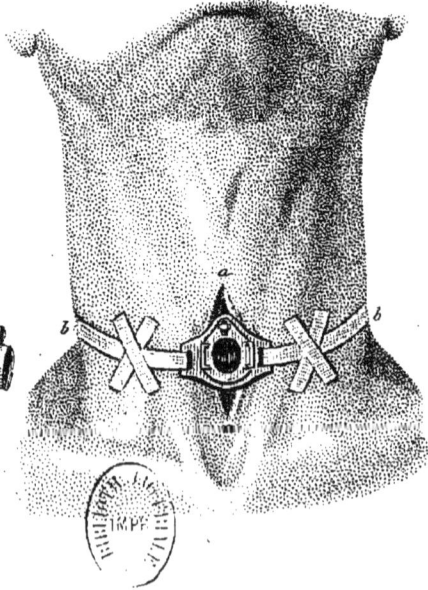

Pl. 57

Fig. 1.

Fig. 2.

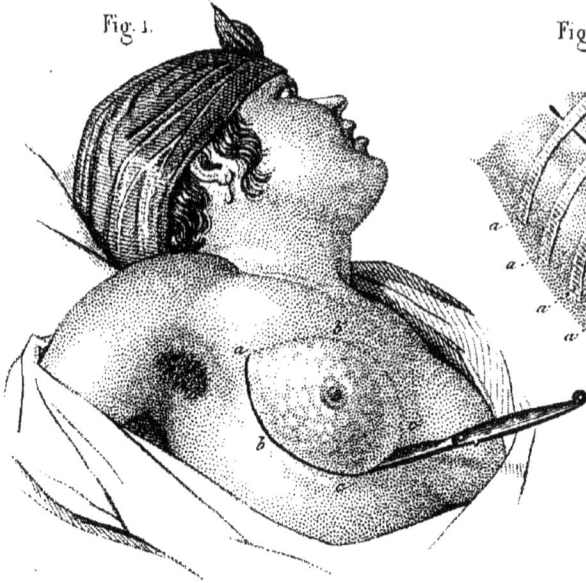

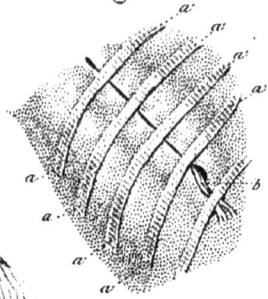

Fig. 3.

Fig. 4.

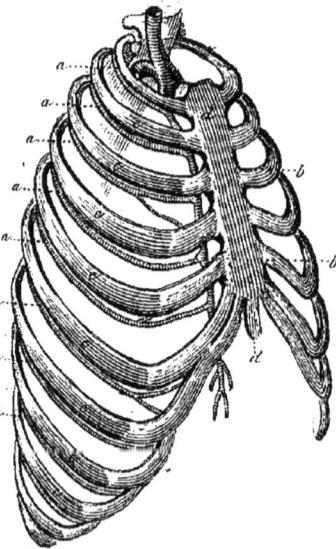

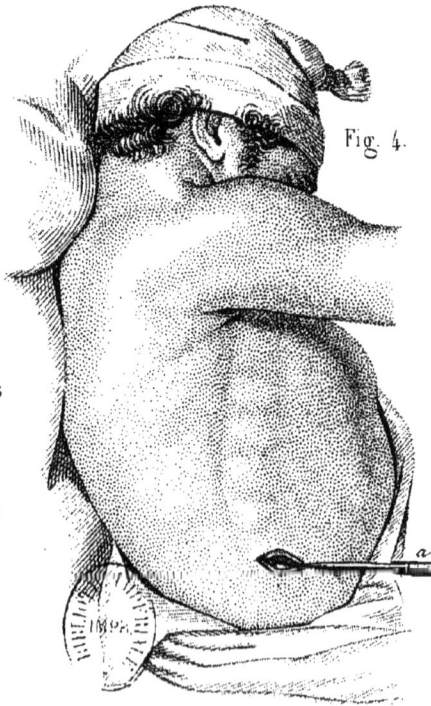

Pl. 58

Fig. 2

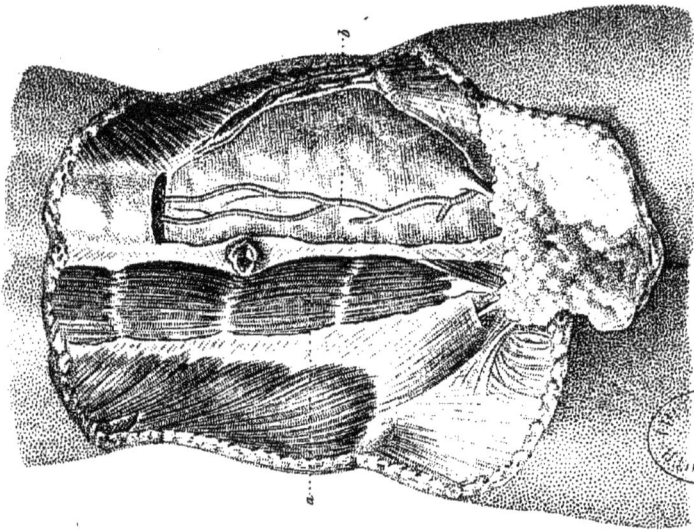

Fig. 1

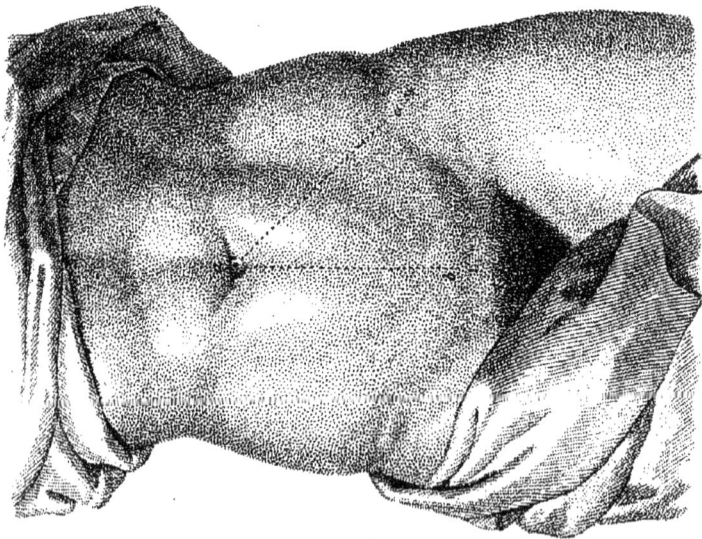

Pl. 59

Fig. 1.

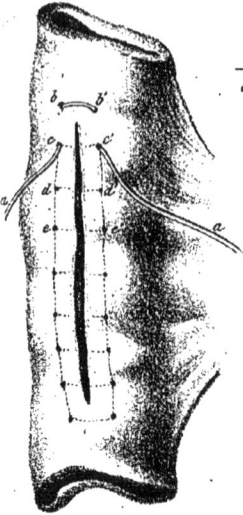

Fig. 2.

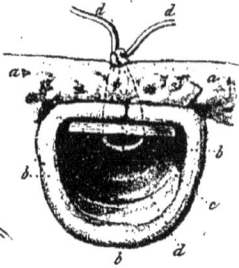

Fig. 3.

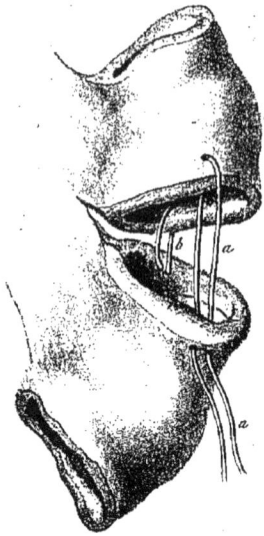

Fig. 4.

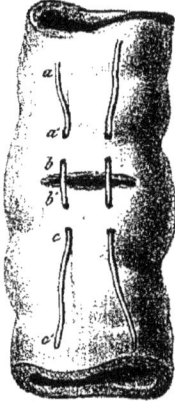

Fig. 5.

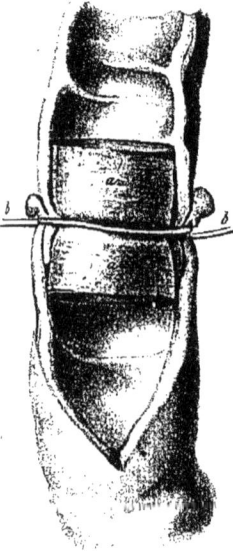

Fig. 6.

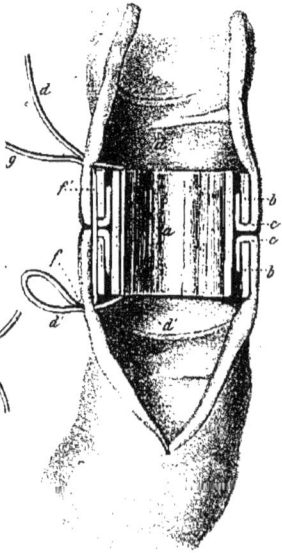

Fig. 4 bis

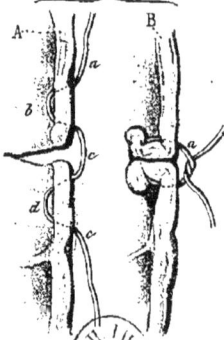

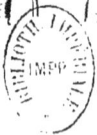

Pl. 60

Fig. 1.

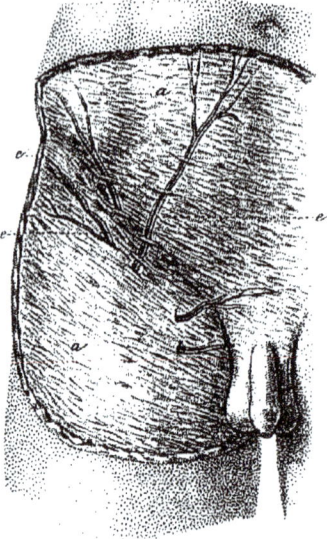

Fig. 2.

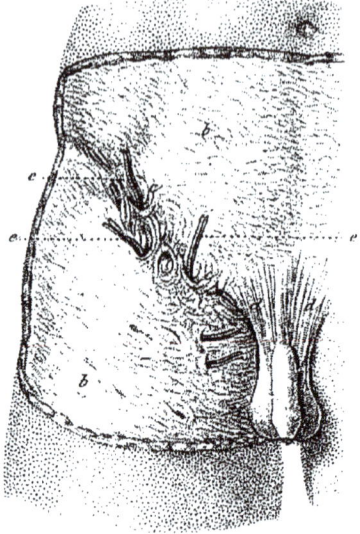

Fig. 3.

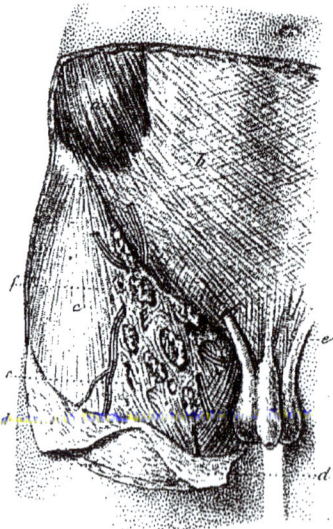

Fig. 4.

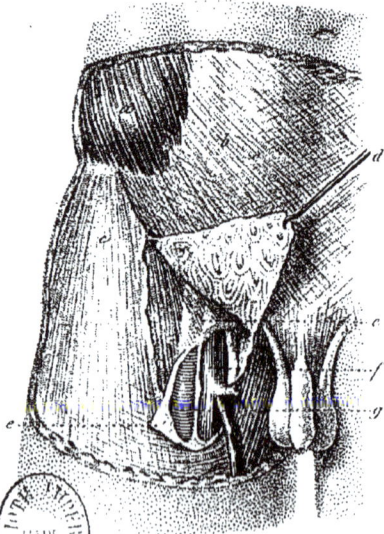

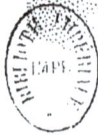

Pl. 61

Fig. 1.

Fig. 2.

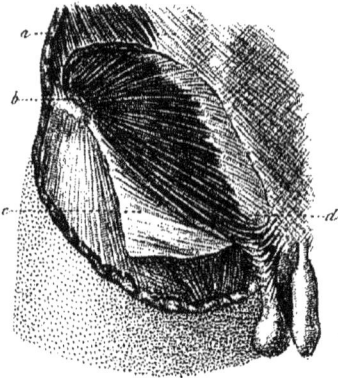

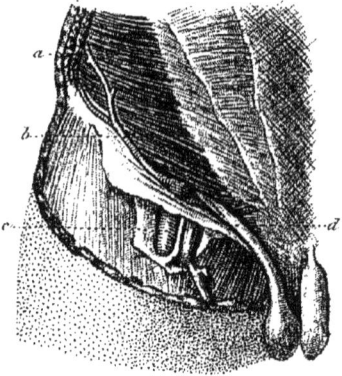

Fig. 4.

Fig. 3.

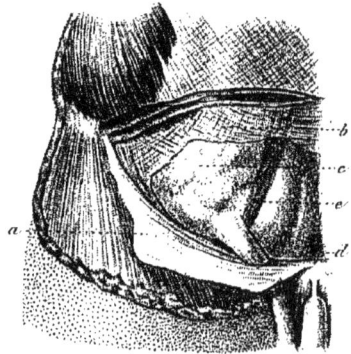

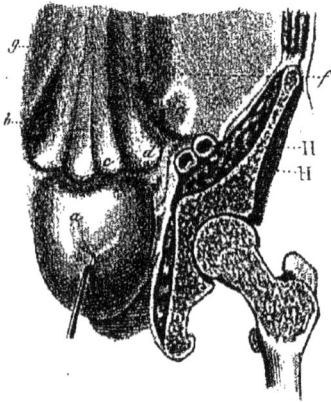

Fig. 5.

Fig. 6.

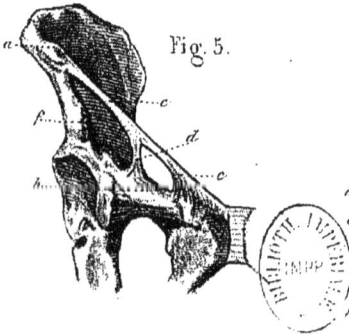

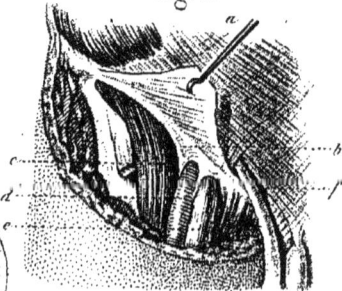

Pl. 62

Fig. 1.

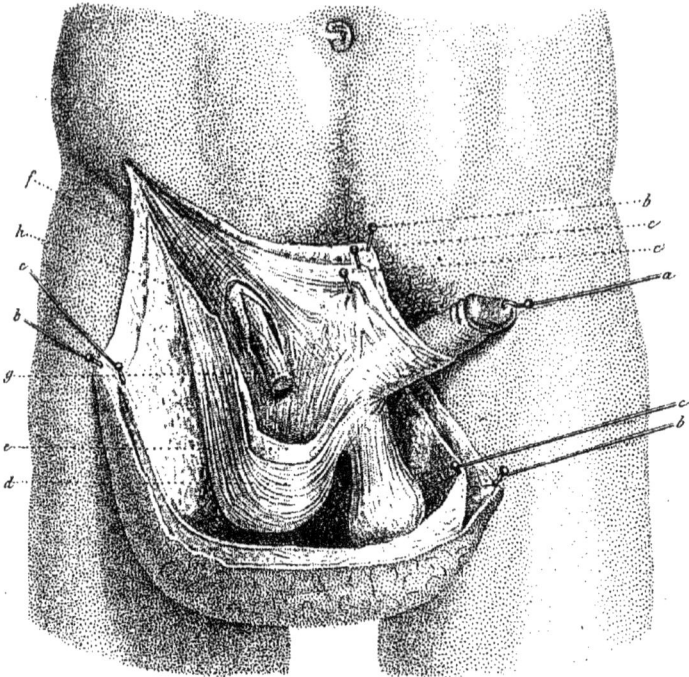

Fig. 2

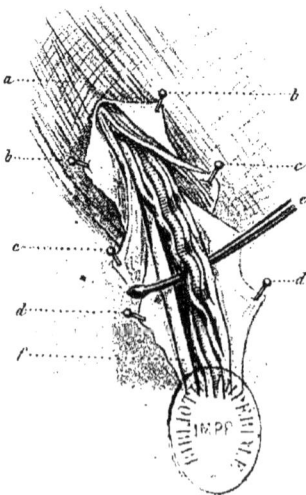

Fig. 3

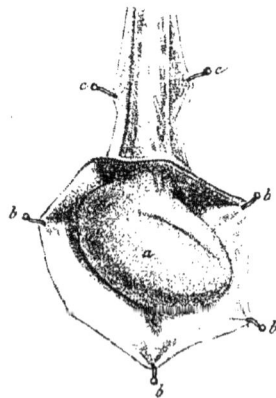

Pl. 63

Fig. 1.

Fig. 2.

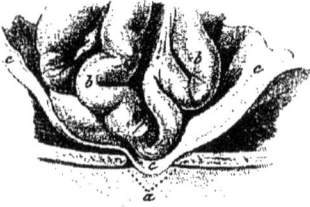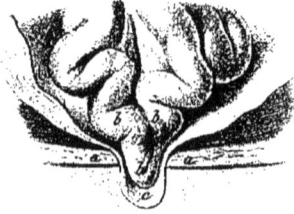

Fig. 3.

Fig. 4.

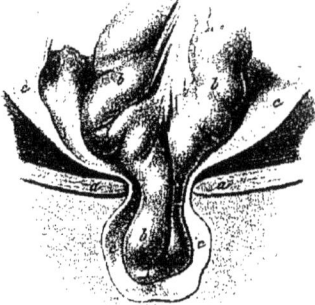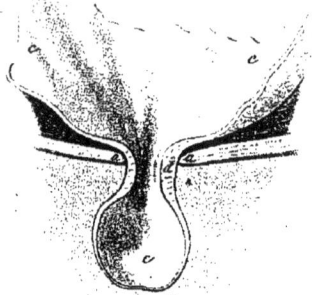

Fig. 5.

Fig. 6.

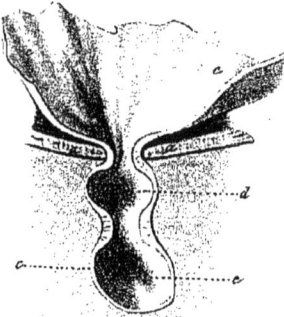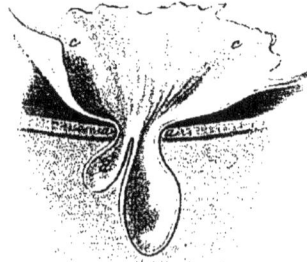

Fig. 7.

Fig. 8.

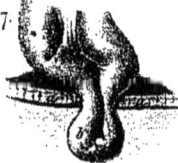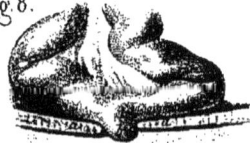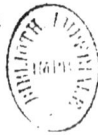

Pl. 64.

Fig. 1.

Fig. 2.

Fig. 3.

Pl. 65

Fig. 1.

Fig. 2.

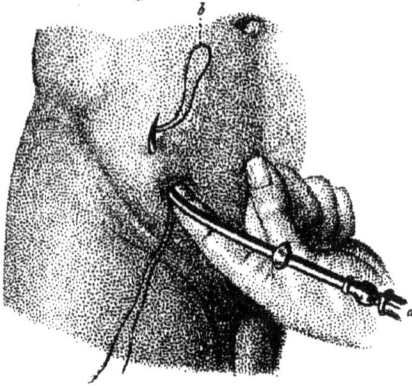

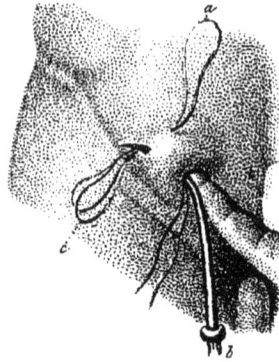

Fig. 3.

Fig. 4.

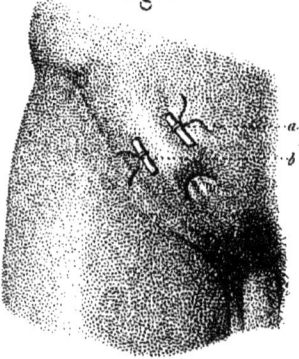

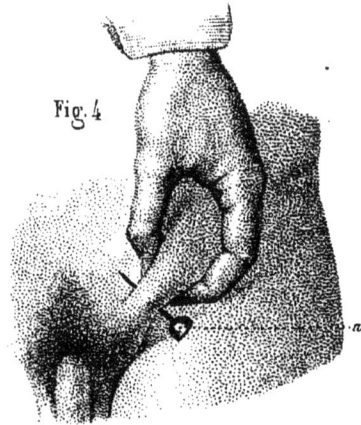

Fig. 5.

Fig. 6.

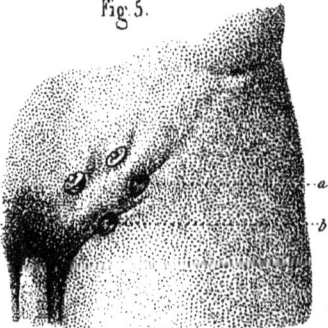

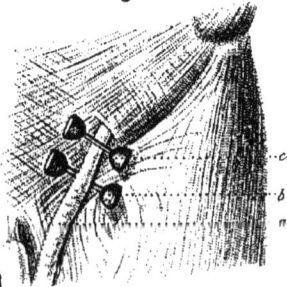

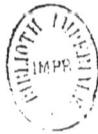

Pl. 66

Fig. 1.

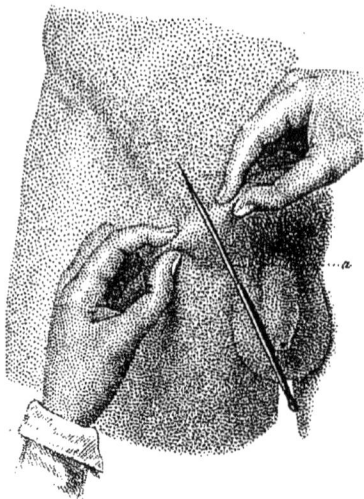

Fig. 2.

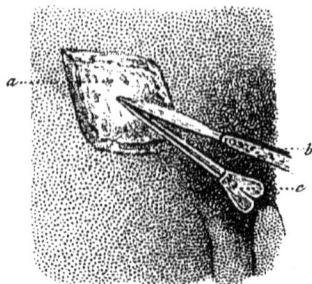

Fig. 3.

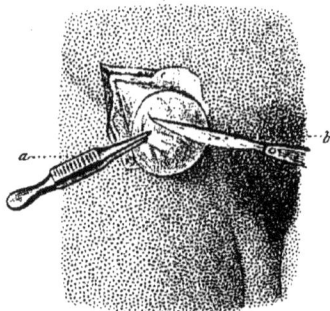

Fig. 5.

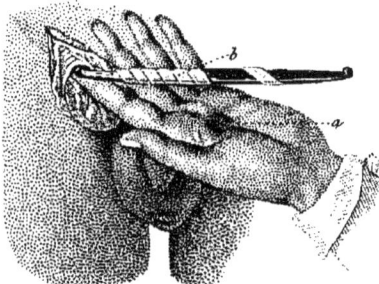

Fig. 4.

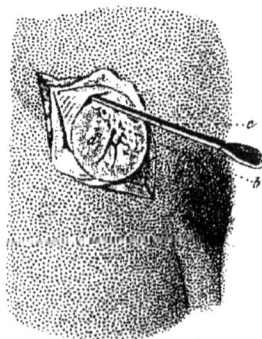

Fig. 6.

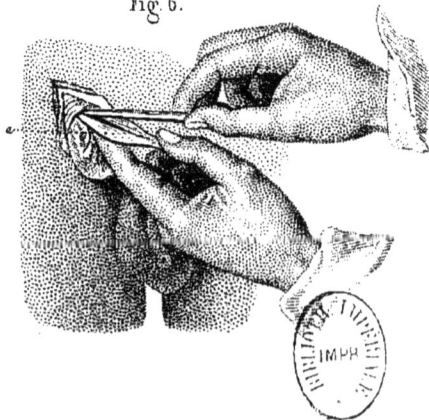

Pl. 67

Fig. 1.

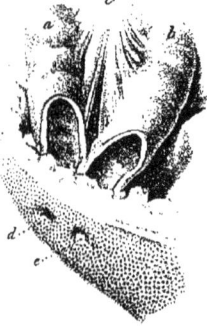

Fig. 3.

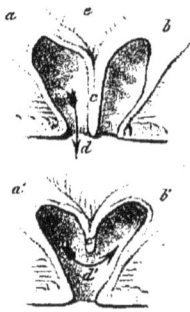

Fig. 2.

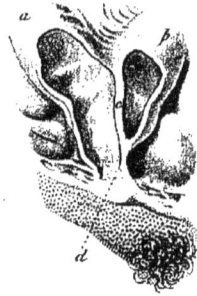

Fig. 4

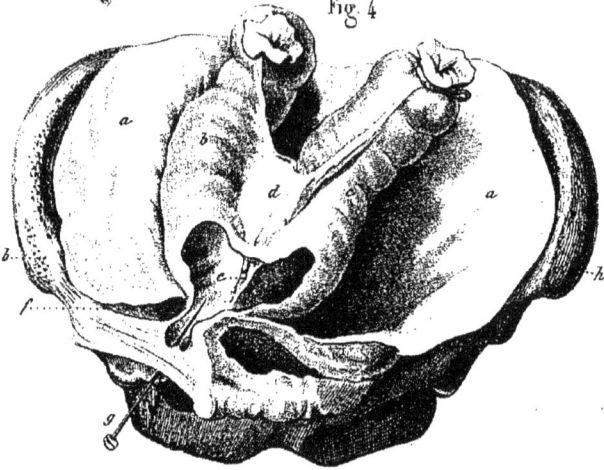

Fig. 5

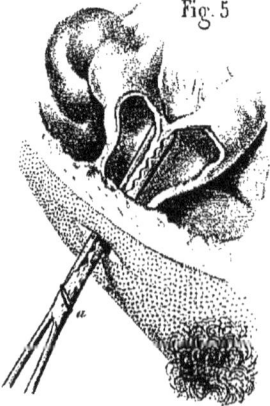

Fig 6.

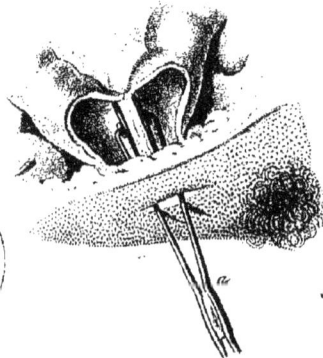

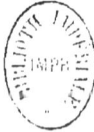

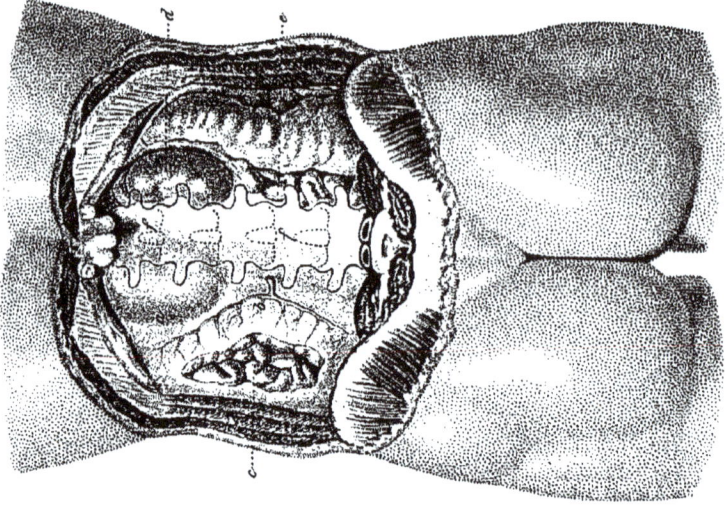

Fig. 2.

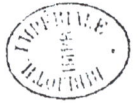

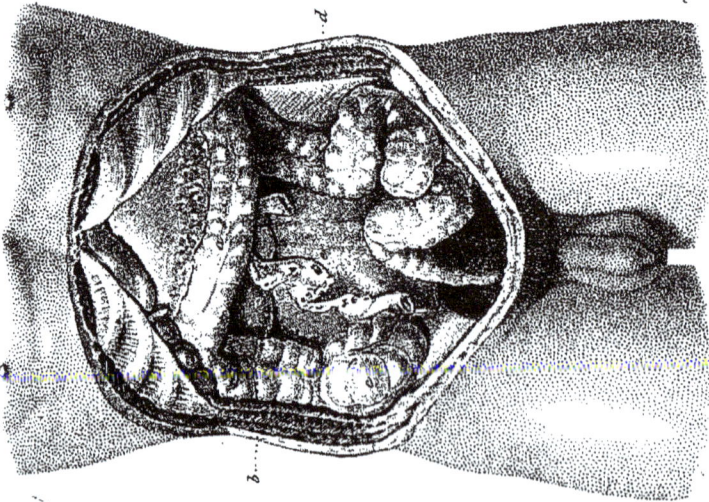

Fig. 1.

Pl. 69

Fig. 2

Fig. 3.

Fig. 4

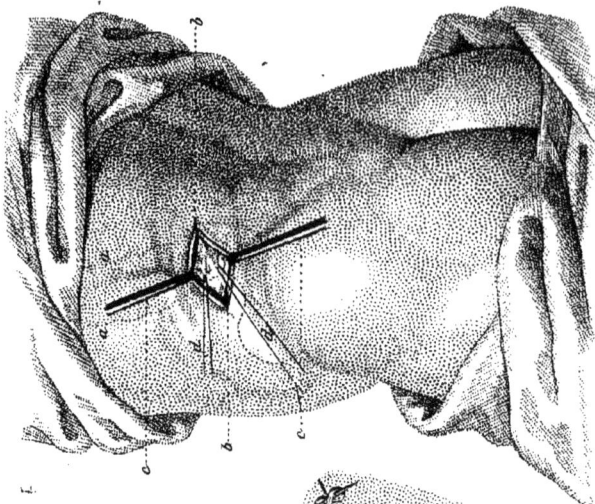

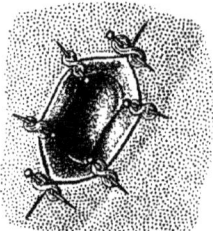

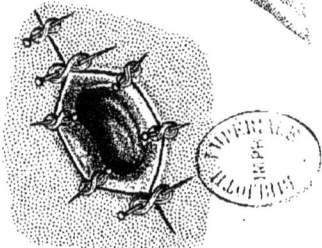

Fig. 1.

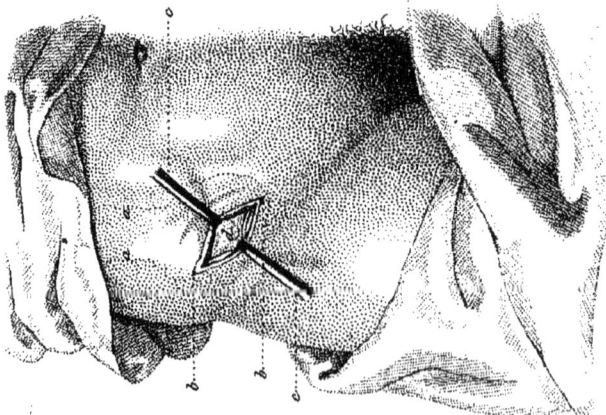

Pl. 70

Fig. 1.

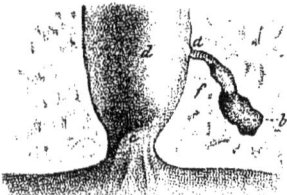

Fig. 3.

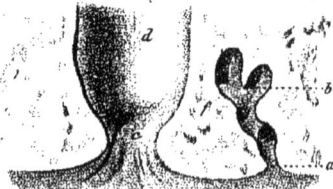

Fig 2.

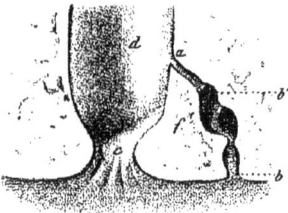

Fig. 4

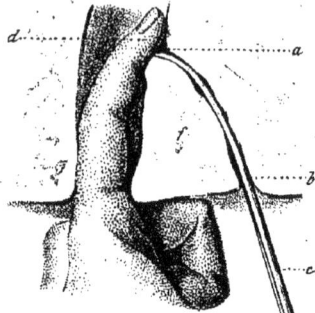

Fig. 5

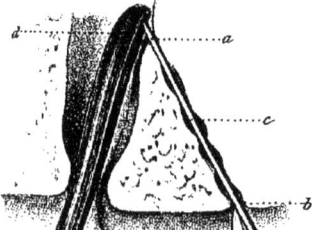

Fig. 6.

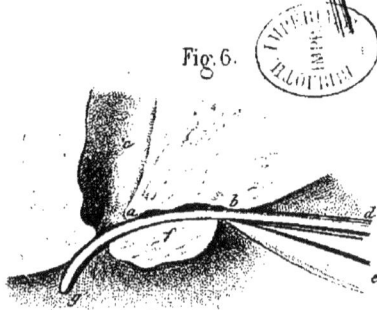

Fig. 8.

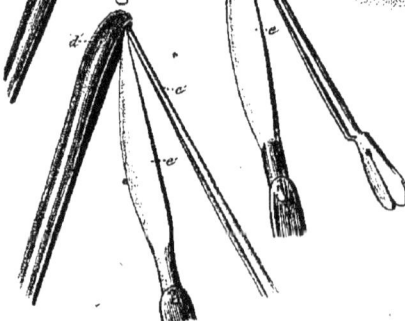

Fig. 7.

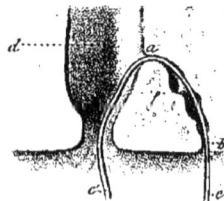

Pl. 71

Fig. 1.

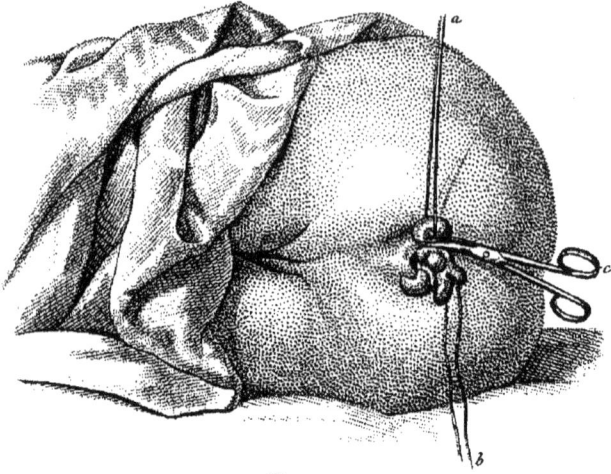

Fig. 2

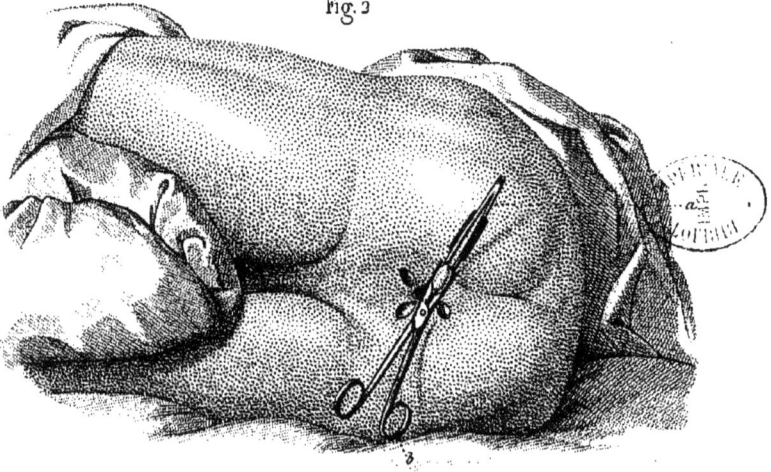

Fig 3.

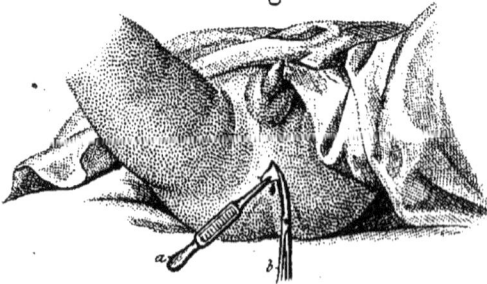

Pl. 72

Fig. 1.

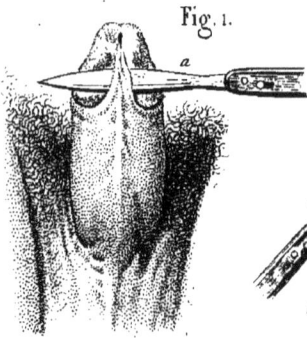

Fig. 2.

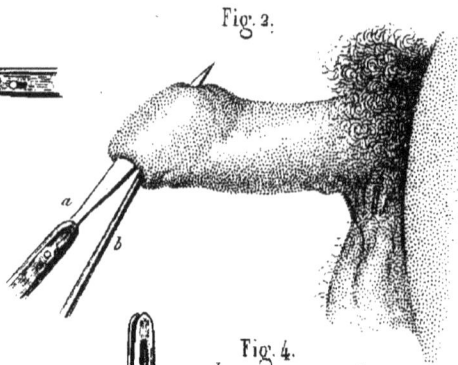

Fig. 3.

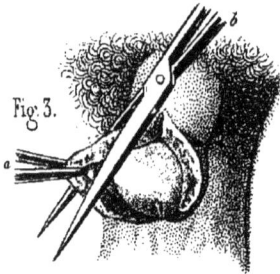

Fig. 4.

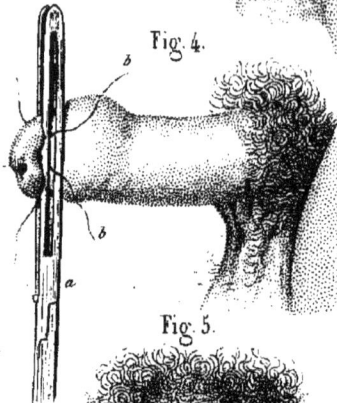

Fig. 4 bis

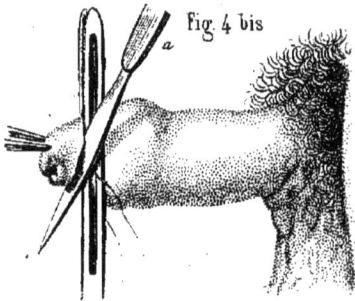

Fig. 5.

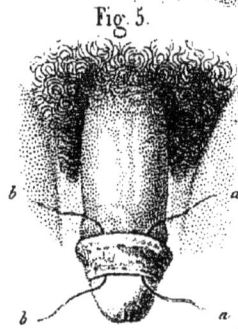

Fig. 5 bis

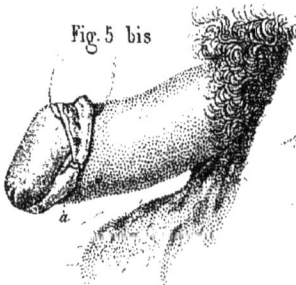

Fig. 6.

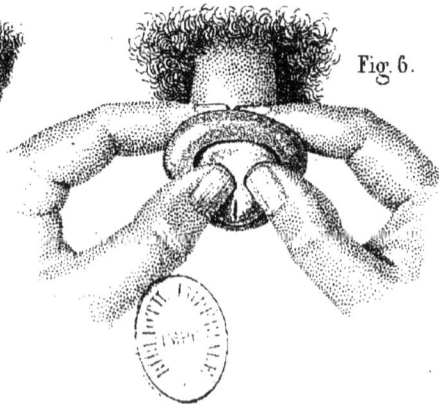

Pl. 73

Fig. 1

Fig. 2

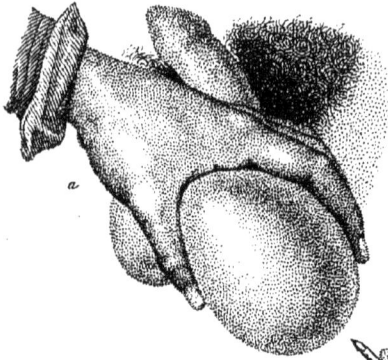

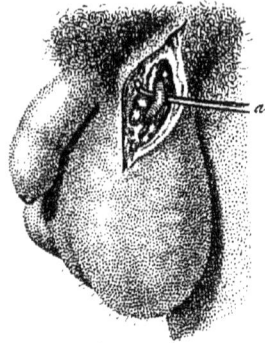

Fig. 3

Fig. 1 bis

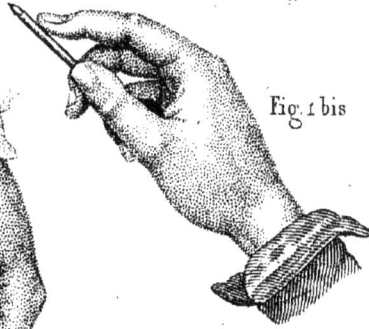

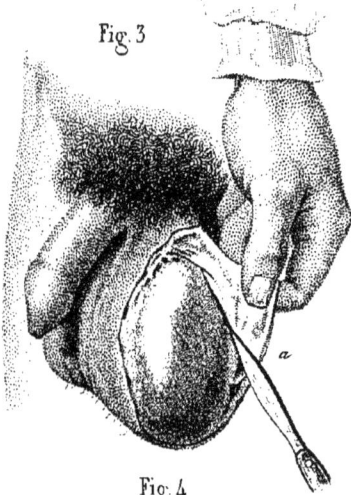

Fig. 4

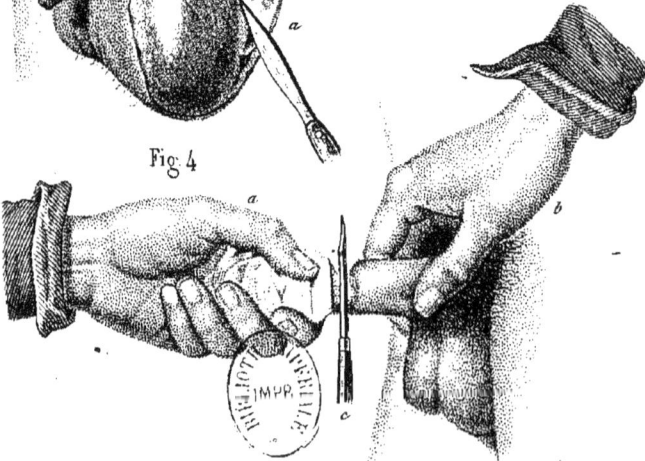

Pl. 74

Fig. 1.

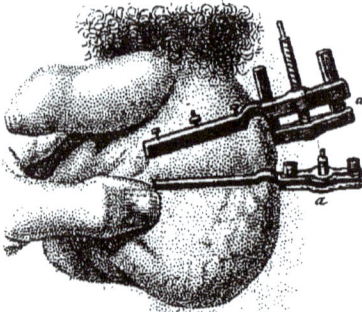

Fig. 2

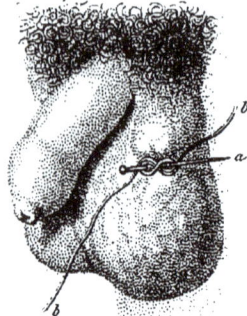

Fig. 3

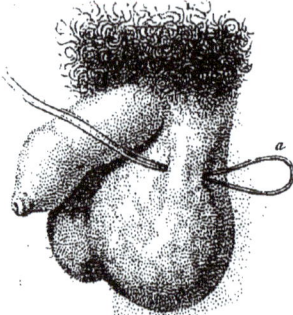

Fig. 4

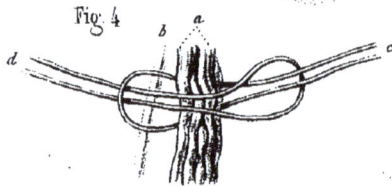

Fig. 4 bis

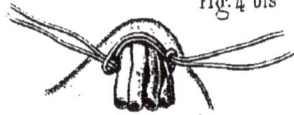

Fig. 5

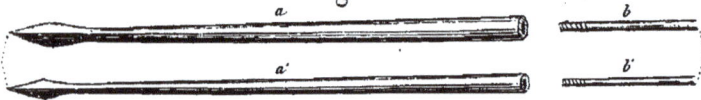

Fig. 7

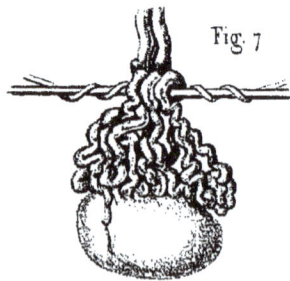

Fig. 6

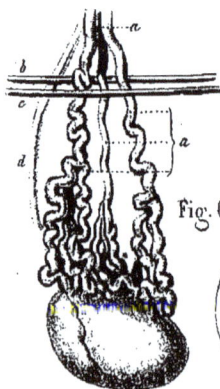

Fig. 8.

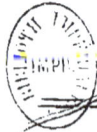

Pl. 75

Fig. 1.

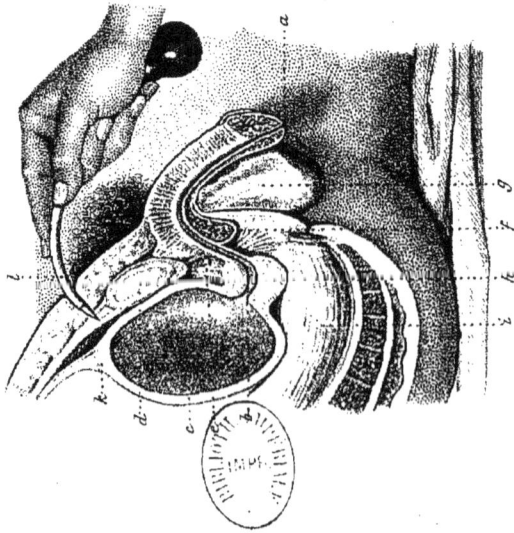

Fig. 2.

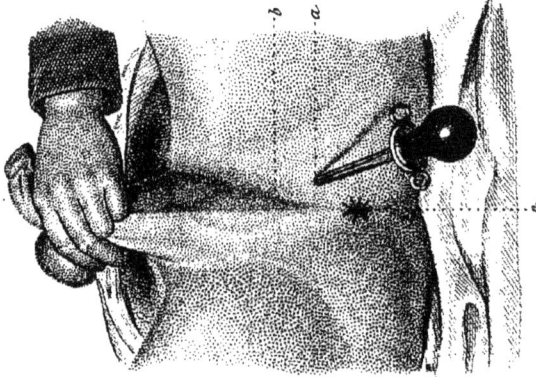

Fig. 3

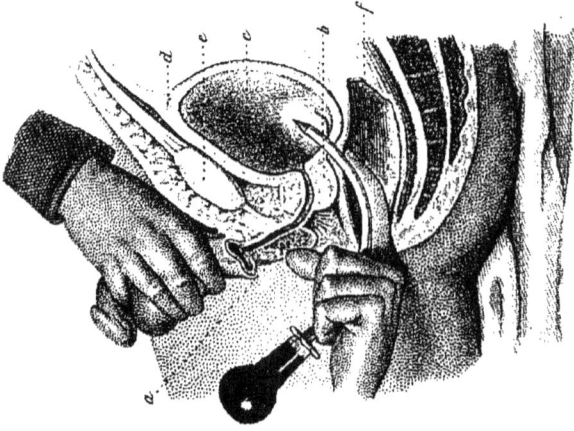

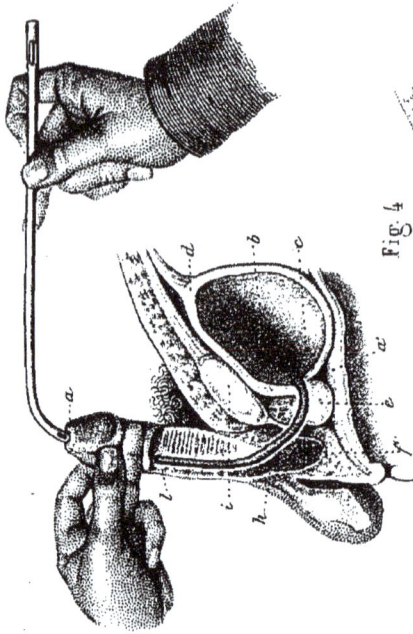

Fig. 1.

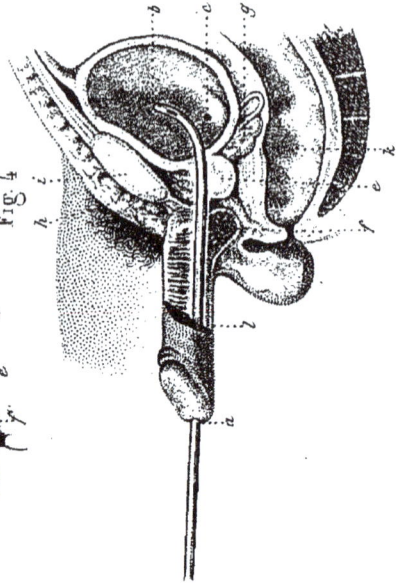

Fig. 2.

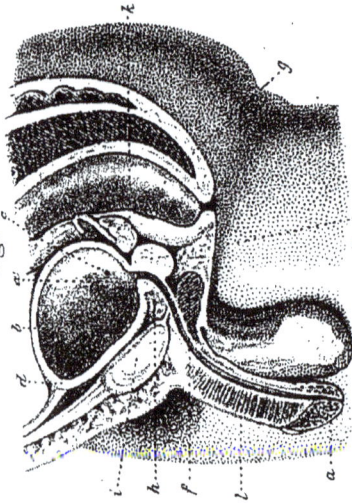

Fig. 3.

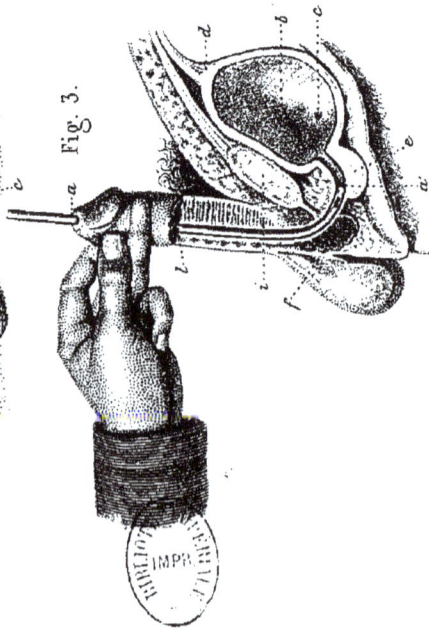

Fig. 4.

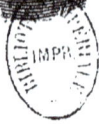

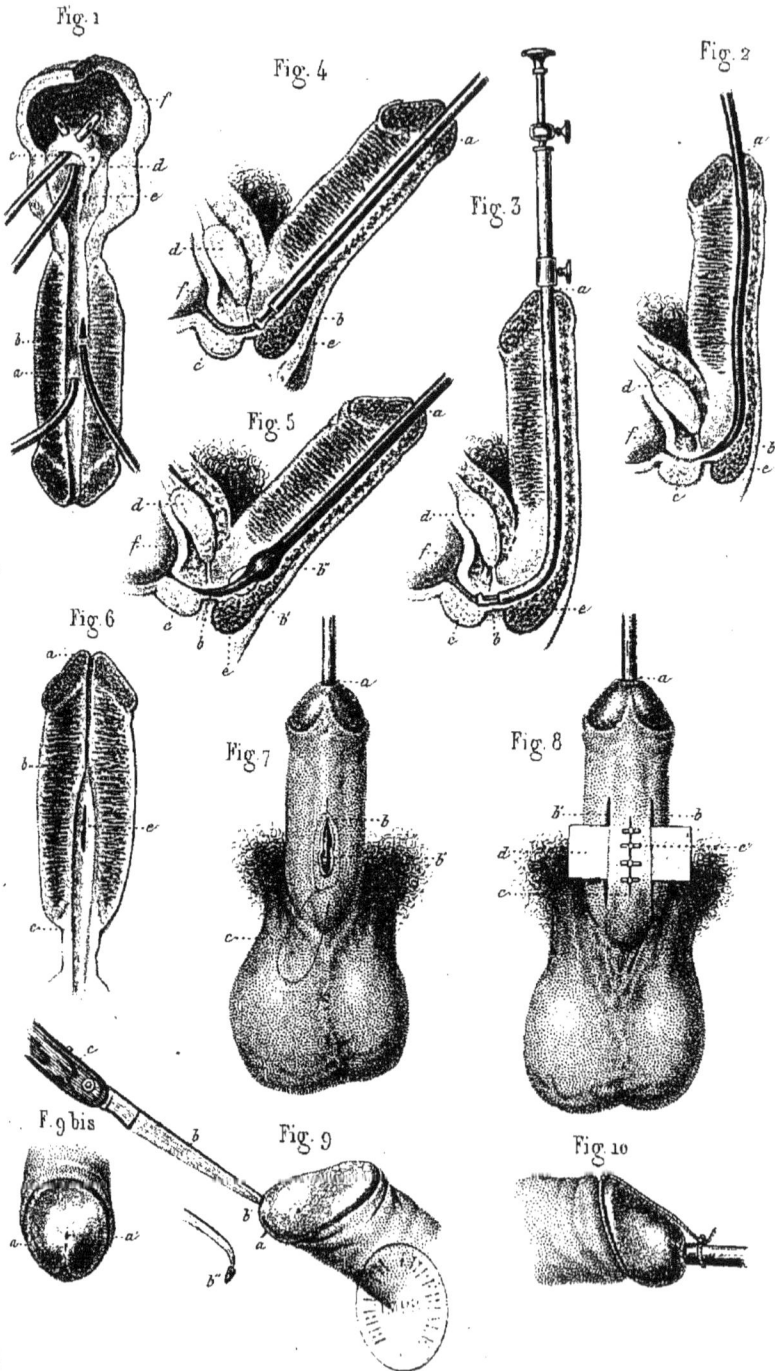

Pl. 77

Fig. 1

Fig. 4

Fig. 2

Fig. 3

Fig. 5

Fig. 6

Fig. 7

Fig. 8

F. 9 bis

Fig. 9

Fig. 10

Léveillé del.

Daveane sc.

Pl. 78

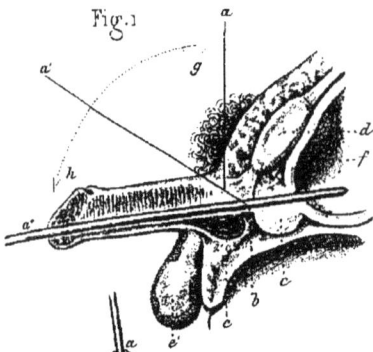

Fig. 1.

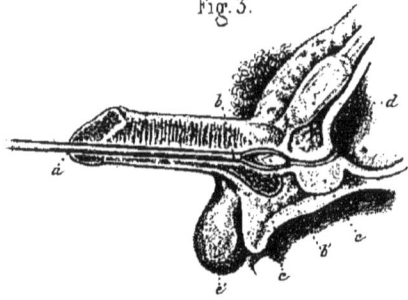

Fig. 3.

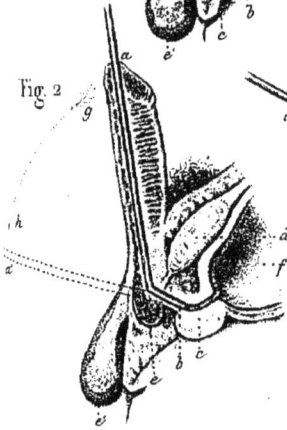

Fig. 2

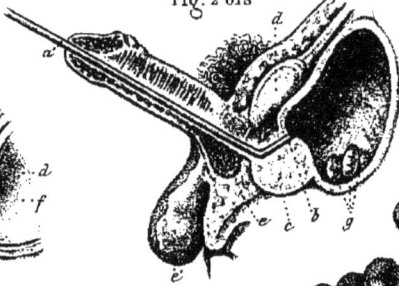

Fig. 2 bis

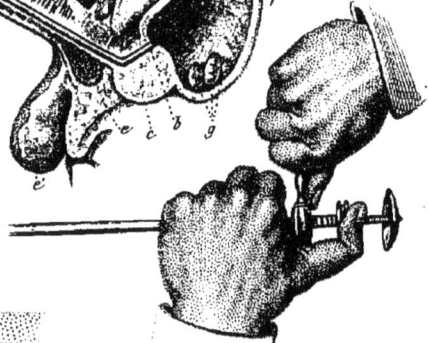

Fig 4 bis

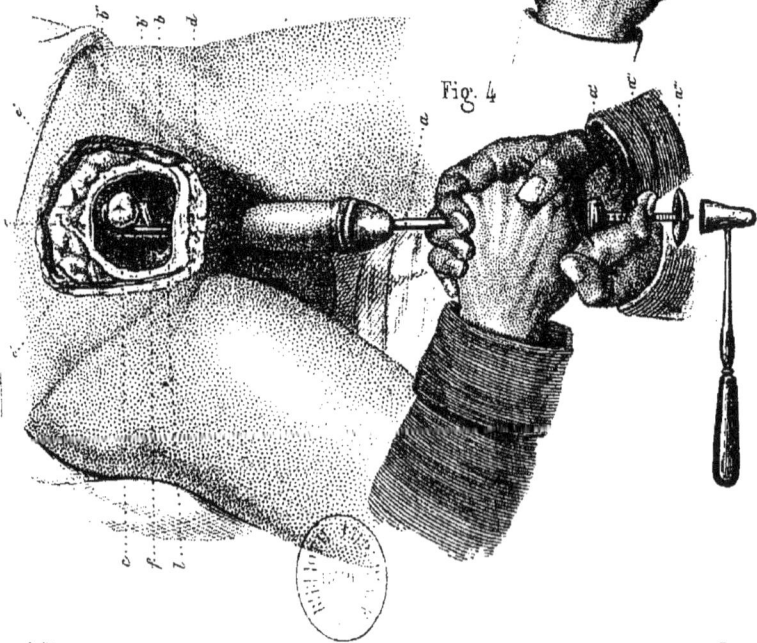

Fig. 4

Euillé del.

Davesne sc.

Pl. 79

Fig 1.

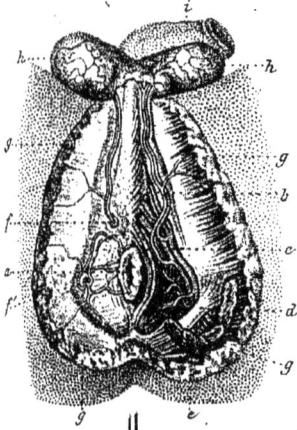

Fig 2

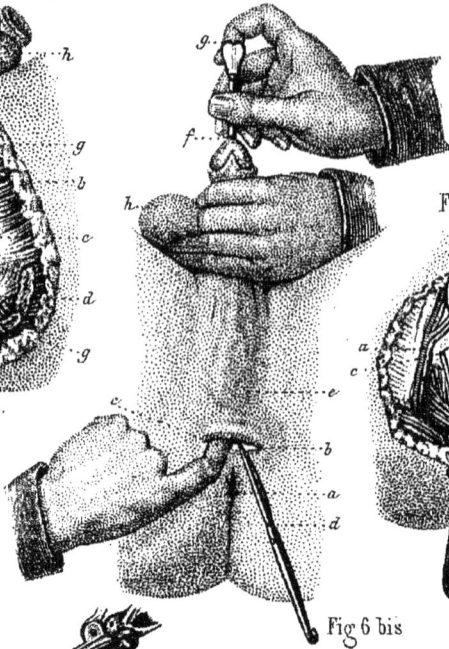

Fig. 3

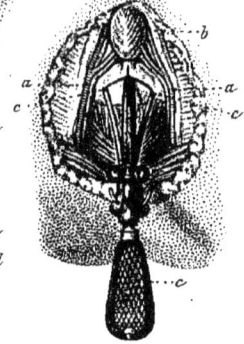

Fig. 3 bis

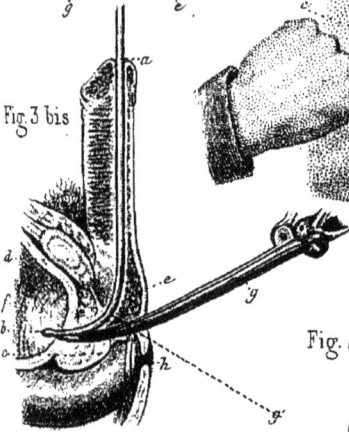

Fig. 4

Fig 6 bis

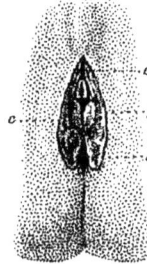

Fig. 6

Fig. 5

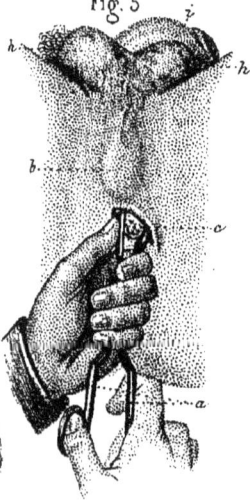

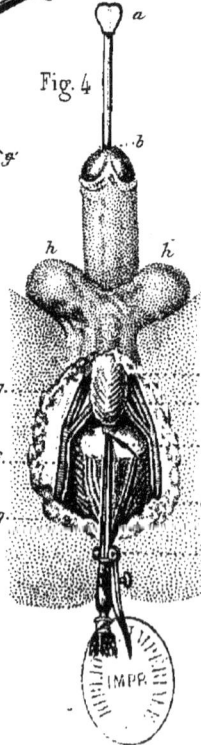

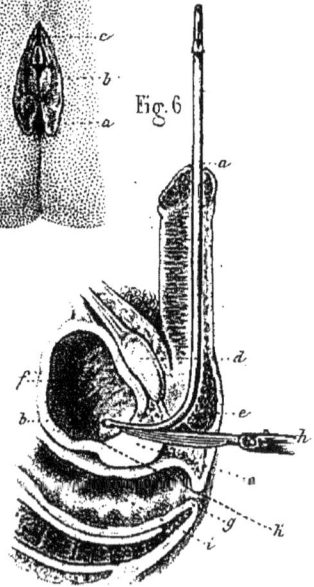

Léveillé del.

Daveane sc.

Pl. 80

Fig. 1.

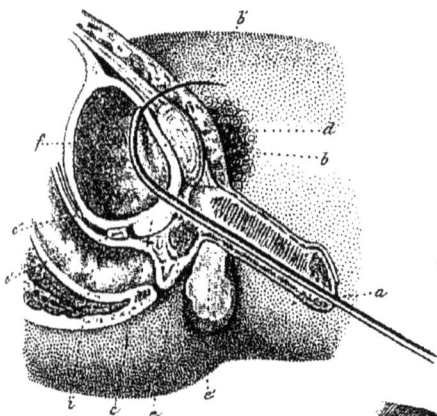

Fig. 2.

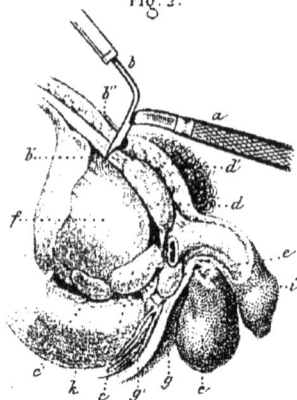

Fig. 3

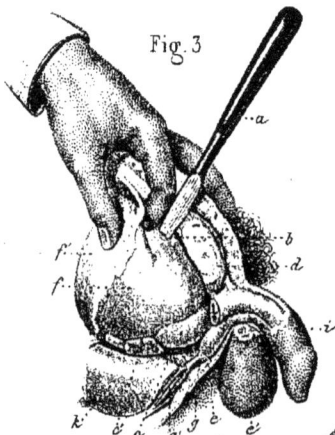

Fig. 4

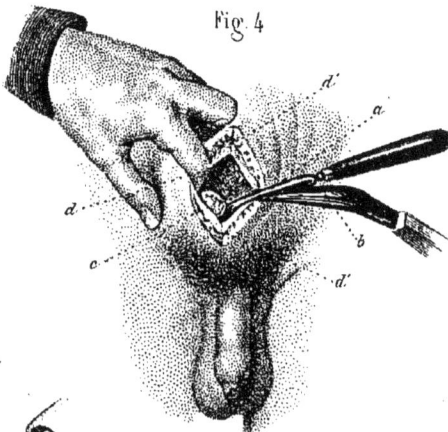

Fig. 5

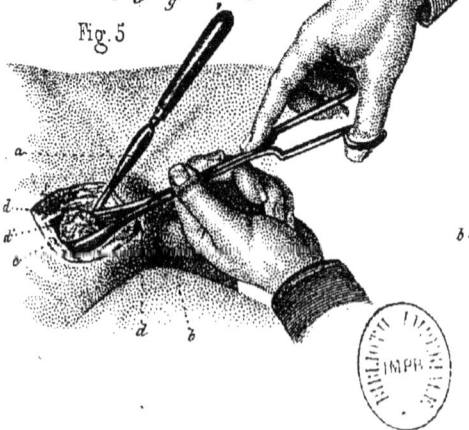

Fig. 6.

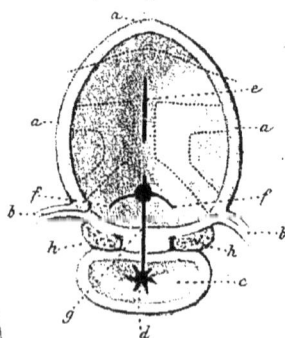

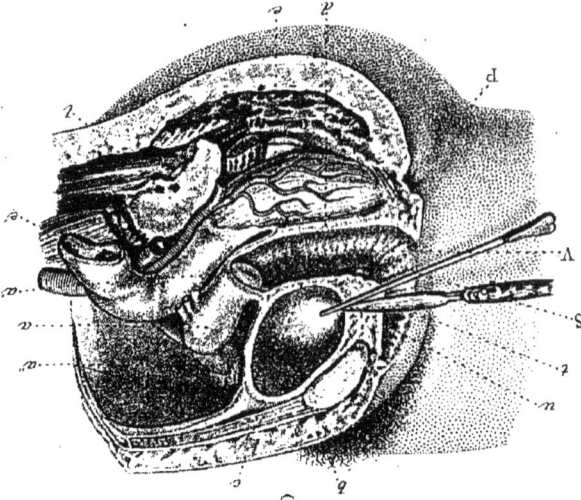

Fig. 3

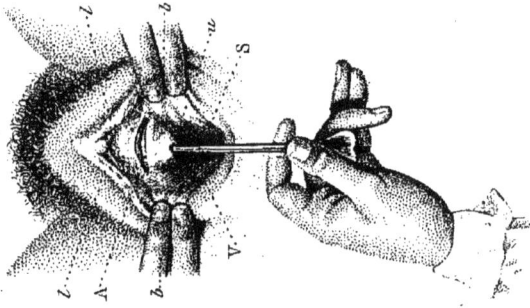

Fig. 2

Fig. 1

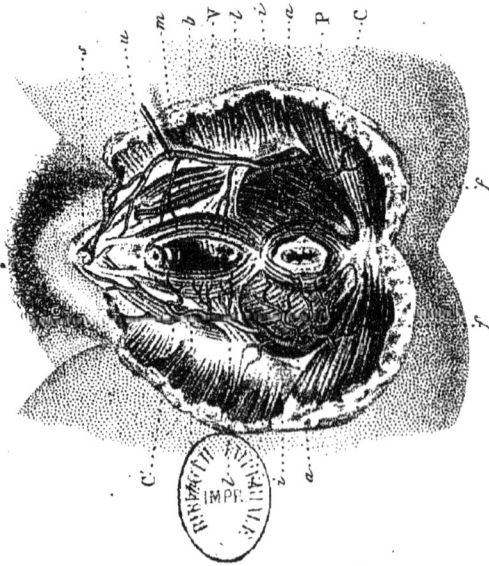

Pl. 82

Fig. 1

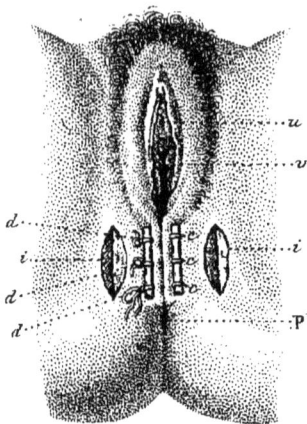

Fig. 2

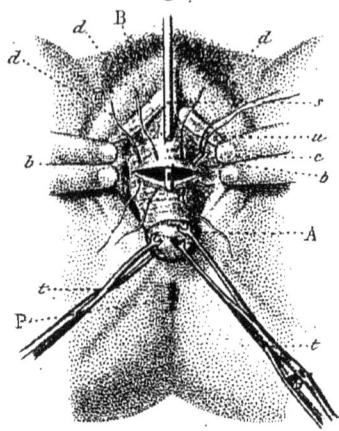

Fig. 4

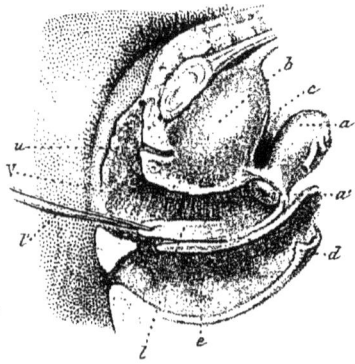

Fig. 3

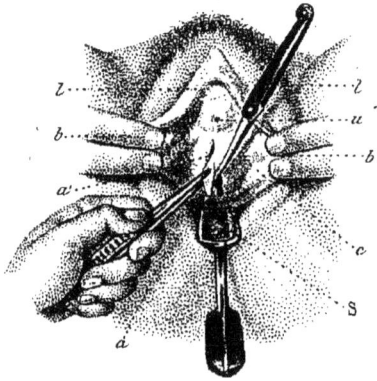

Fig. 4 bis

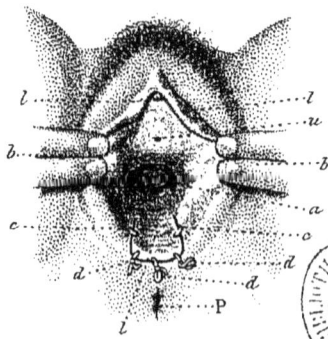

Fig. 5

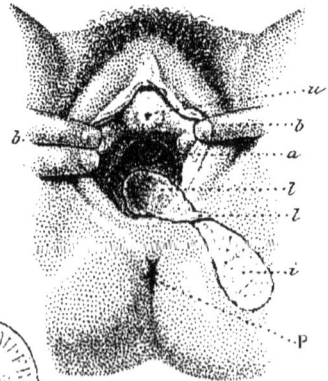

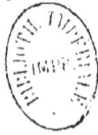

Pl. 83.

Fig. 1

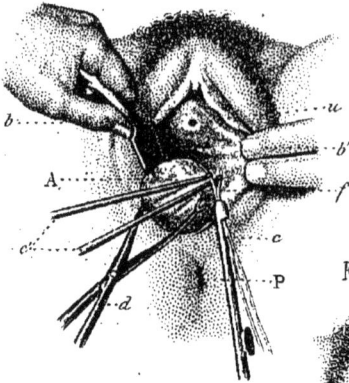

Fig. 2

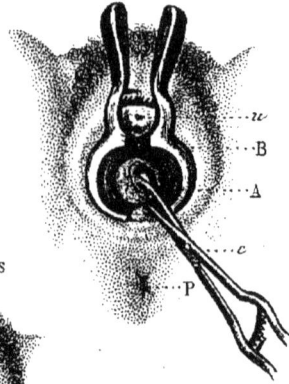

Fig. 4 bis

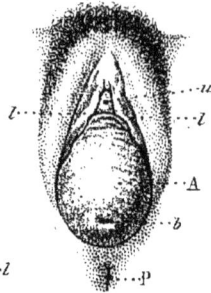

Fig. 3

Fig. 4

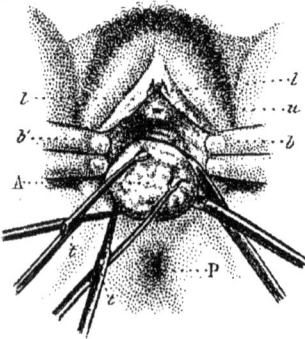

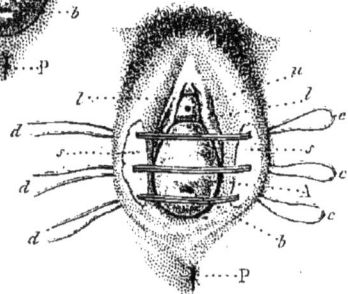

Fig. 4 ter.

Fig. 5

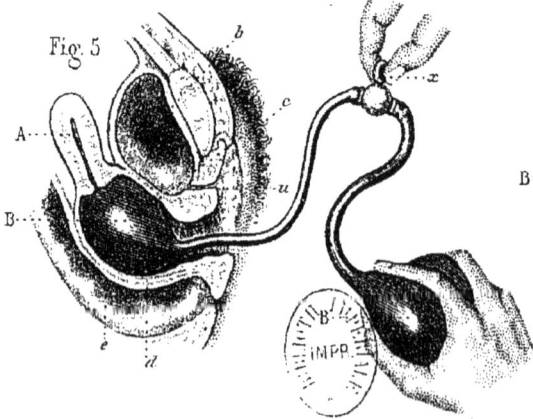

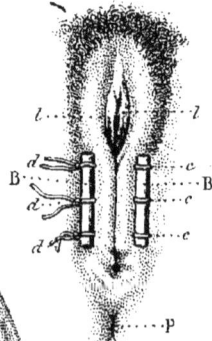

Pl. 84

Fig. 1

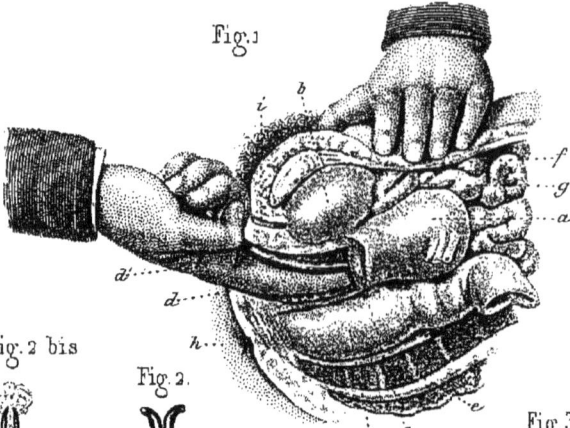

Fig. 2 bis

Fig. 2.

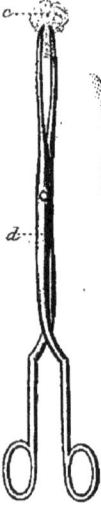

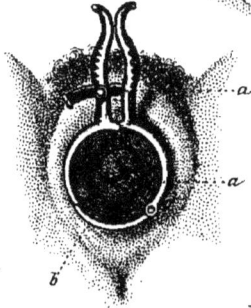

Fig. 3

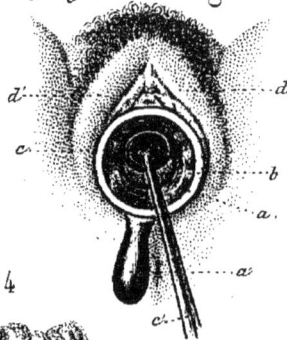

Fig. 4

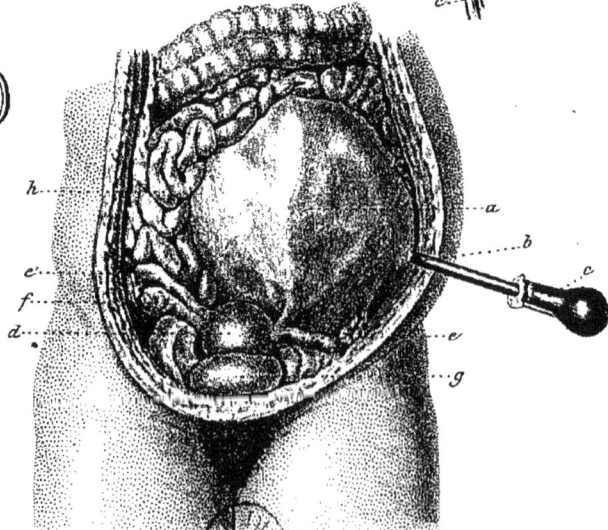

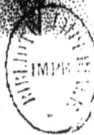

Pl. 85

Fig. 1 bis

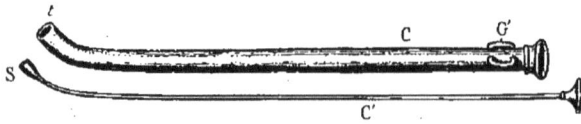

Fig. 1

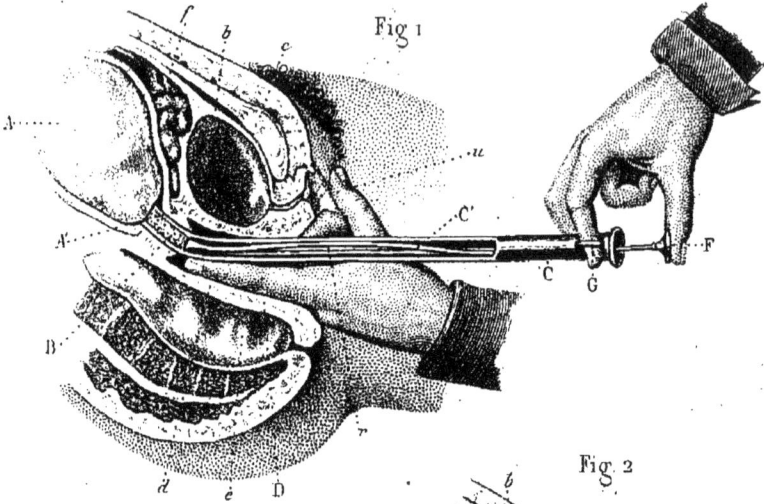

Fig. 2

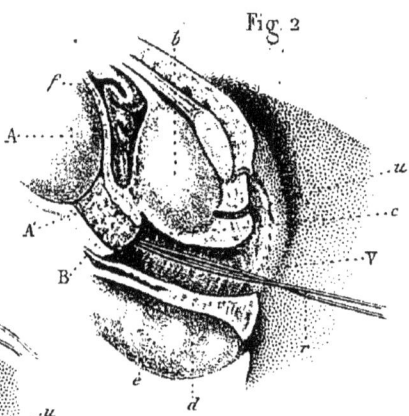

Fig. 5

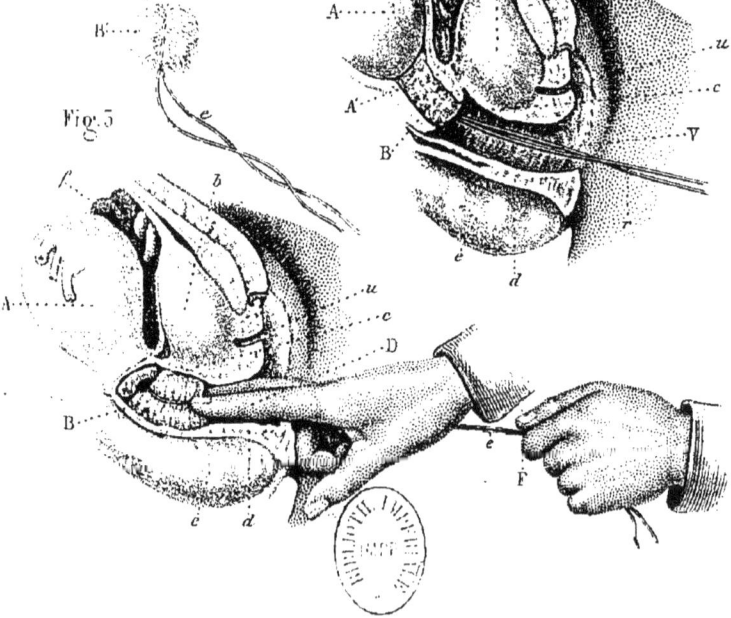

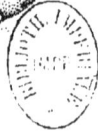

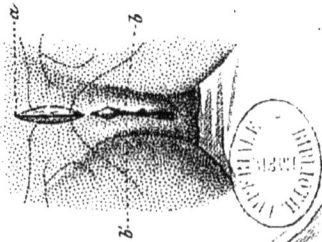

Fig. 4

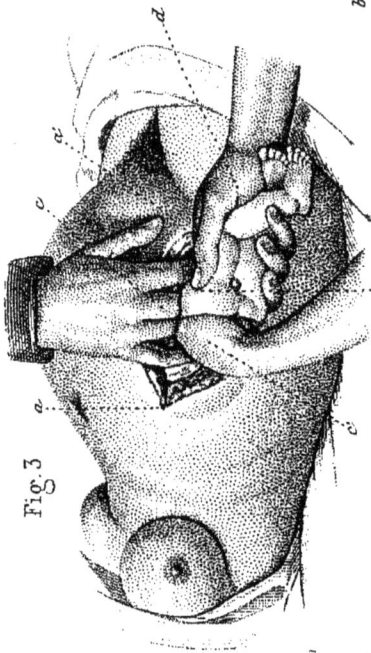

Fig. 3

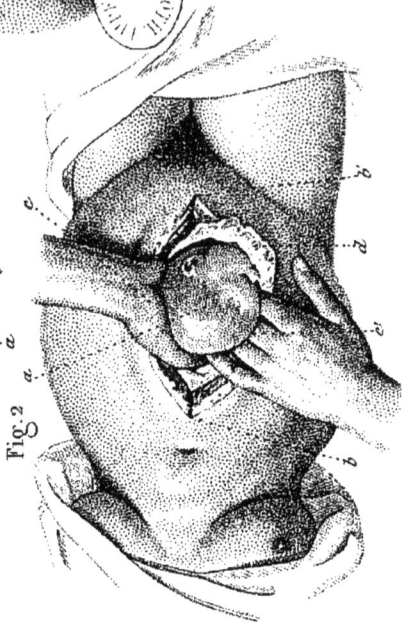

Fig. 2

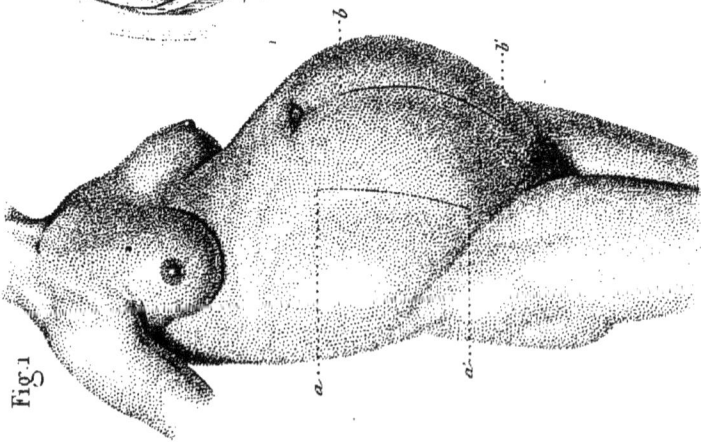

Fig. 1

Pl. 87

Fig. 1.

Fig. 2.

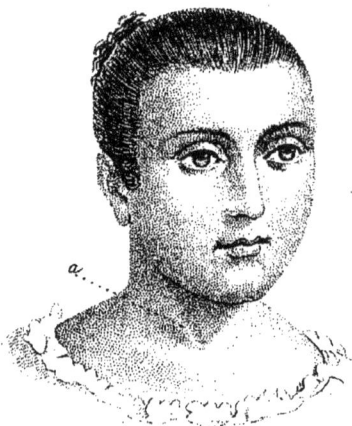

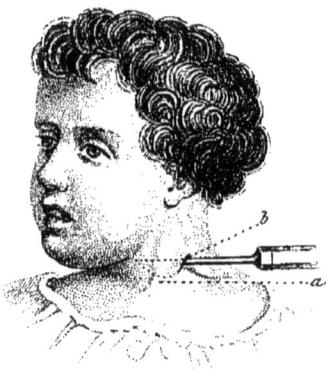

Fig. 3.

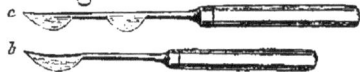

Fig. 5.

Fig. 4.

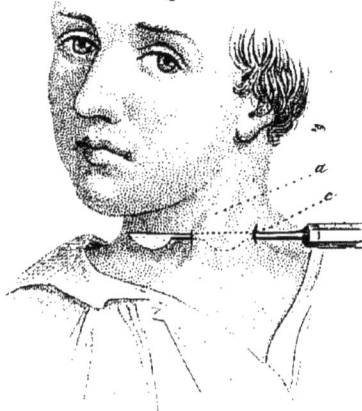

Fig. 6.

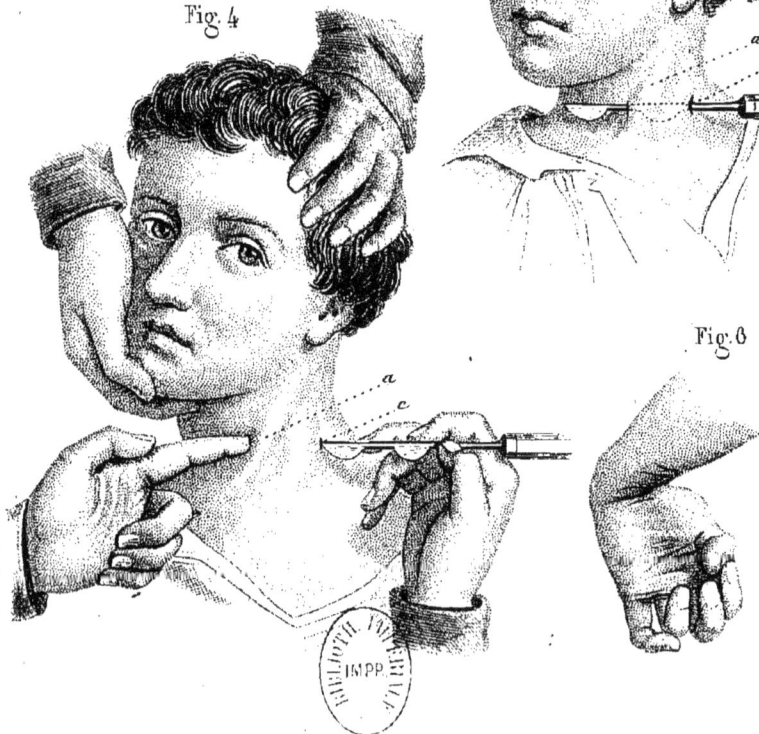

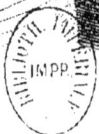

Pl. 88

Fig.1

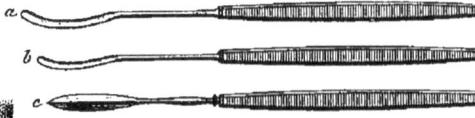

Fig.3

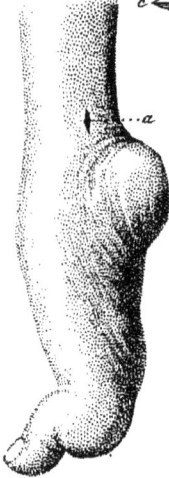

Fig. 2

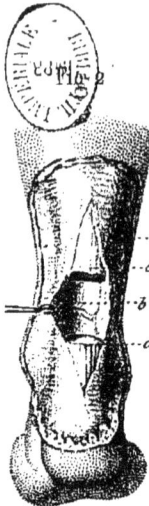

Fig.5.

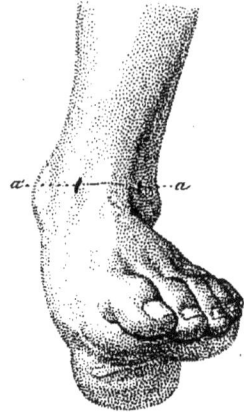

Fig. 4

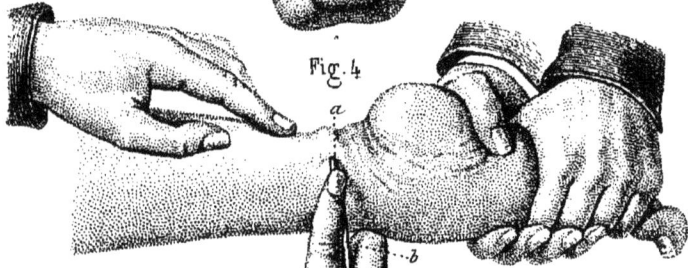

Fig. 6

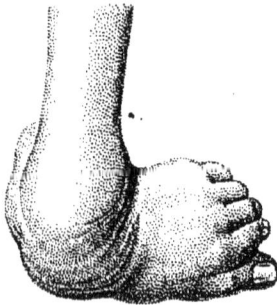

Fig 7.

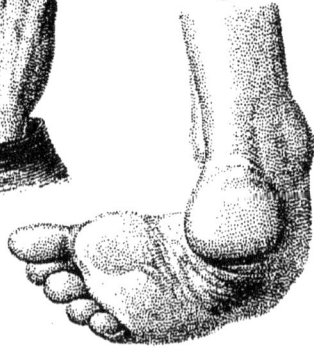

www.ingramcontent.com/pod-product-compliance
Lightning Source LLC
Chambersburg PA
CBHW070529200326
41519CB00013B/2989